Sebastian Stranz

Der Vollwertweg

– verworfen – wiederentdeckt
– richtiggestellt – rehabilitiert

Alle Angaben in diesem Buch wurden nach bestem Wissen erstellt. Die Angaben erfolgen ohne Verpflichtung oder Garantie des Autors. Die gegebenen Hinweise und Empfehlungen zur Selbsthilfe können den Arzt oder Heilpraktiker nicht ersetzen. Es empfiehlt sich deshalb immer, eine zusätzliche medizinische Diagnose vom Arzt oder Heilpraktiker einzuholen und sich von diesem therapeutisch begleiten zu lassen. Die Verantwortung für eine Selbstbehandlung übernimmt jeder selbst.

Impressum

alle Rechte beim Autor:
www.sebastian-stranz.de
Herstellung und Verlag:
BoD - Books on Demand, Norderstedt
6. Auflage 2017/2018
ISBN 9783842300521

Inhalt

Einleitung

Ein entscheidender Faktor für die Gesundheit ist die Ernährung. Das ist der Grund, weshalb der ärztlichen Kunst Grenzen gesetzt sind: Solange wir an unseren krankmachenden Ernährungsgewohnheiten nichts ändern, kann jede *Behandlung* nur die Symptome kurieren. Um an die Ursachen unserer Krankheiten heranzukommen, müssen wir unser *Selberhandeln* überprüfen, also unsere Lebensgewohnheiten.

Hierzu zählen neben der Ernährung

- harmonische soziale Beziehungen
- der richtige Schlafplatz
- Bewegung
- Entspannung
- Positives Denken.

Die Ernährung ist jedoch der Bereich, bei dem fast jeder Mensch sehr leicht gravierende Verbesserungen bewirken kann. Die Grundlage unseres Stoffwechsels sind nun einmal die Stoffe, die wir uns zuführen. Sehr oft führt eine Umstellung in der Ernährung eine Neuordnung auch der anderen Lebensgewohnheiten mit sich, so dass der *Ernährungsreform* in aller Regel auch eine allgemeine *Lebensreform* folgt. So kann „der Vollwertweg" zu einer ganzheitlichen Transformation des Menschen führen. Und die Krankheit kann der Anstoß sein!

Hier liegt die Aufgabe unseres Gesundheitswesens: Nicht nur durch weitere finanzielle Klimmzüge die Weiterführung einer uneffektiven Symptomunterdrückung sicherzustellen – die Symptome nicht nur als lästige Störenfriede zu sehen, die schnell wieder eliminiert werden sollen. Sondern die Krankheits-symptome als Fingerzeige zu sehen, die uns auf die Ursachen hinweisen, die in unseren Lebensgewohnheiten liegen. Die anstehende Aufgabe der ärztlichen Kunst liegt darin, die Krankheitssymptome als Katalysatoren der menschlichen Weiterentwicklung einzusetzen, indem die Patienten zu einer Änderung der krankmachenden Lebensgewohnheiten angeregt werden. Wenn der Arzt in diesem hippokratischen Sinne seinen Beruf ausübt und der Patient mitmacht, kann der Patient eine wirkliche Genesung finden und somit auch das Gesundheitssystem.

Soweit die Aufklärung noch nicht über das öffentliche Gesundheitswesen erfolgt, bleibt dem einzelnen nur, sich über Bücher selber zu informieren. Das machen immer mehr Menschen, weil sich die Erkenntnis immer mehr verbreitet, dass eine fundierte Gesundheit ohne Eigenverantwortung nicht zu haben ist.

In diesem Buch wird die Vollwertkost als der entscheidende Ansatz für eine eigenverantwortliche Lebensreform vorgestellt. Gleichzeitig soll die Vollwertkost von manchen Irrtümern befreit werden, für die ihre Vertreter selber verantwortlich sind. So können die wahren Grundzüge der Vollwertkost wieder zum Vorschein kommen. Außerdem wird die Vollwertkost als ein Weg dargestellt, der ohne Kasteiungen und Einschränkungen für jeden Menschen praktikabel ist, so dass gesagt werden kann:

„Gesundheit ist machbar".

Die Begriffe „Vollwertkost" und „Vollwerternährung" werden hier synonym verwendet, weil die geschichtlich entstandene Unterscheidung einfach nur irritiert. Es geht um das Aufzeigen der Prinzipien der Vollwertidee, die in manchen späteren Strömungen der Vollwertbewegung leider verwässert wurden.

Die aufgeführten Prinzipien der Vollwertkost beruhen auf den Forschungen der beiden großen Pioniere

Werner Kollath (1892–1970) und

Max Otto Bruker (1909–2001).

Im Unterschied zu Bruker und seinen Erben jedoch soll aufgezeigt werden, dass Fleisch, Fisch und Ei den Prinzipien der Vollwertkost und der Gesunderhaltung widersprechen und dass nur ein vegetarisches Ernährungskonzept als vollwertig bezeichnet werden kann. Deshalb nimmt dieses Thema einen besonderen Raum ein. Bruker schreibt:

„Im Rahmen der Probleme einer vollwertigen Gemeinschaftsverpflegung ist zwar die vegetarische Frage nicht vorrangig; trotzdem erscheint es nötig, über das Grundsätzliche Bescheid zu wissen, damit keine falsche Akzentsetzung zustande kommt. Aus praktischen und vor allem aus psychologischen Gründen erscheint daher ein Kompromiß vertretbar und anzuraten; die Einschränkung der isolierten Kohlenhydrate, die die Hauptursache der ernährungsbedingten Zivilisationskrankheiten ausmachen, ist für die Eßgewohnheiten der meisten schon einschneidend genug, so daß es unklug erscheint, in der ersten Etappe einer allmählichen Umerziehung zu weit zu gehen. In der Beschränkung zeigt sich der Meister. Hat dieser erste Schritt dazu geführt, daß die Grundsätze einer vollwertigen Ernährung Allgemeingut geworden sind, wird es die Aufgabe zukünftiger Planungen sein, auf diesem Wege in der praktischen Verwirklichung fortzufahren." [1]

Bruker war ein Arzt in oben beschriebenem Sinne und hat auf eine Änderung der Ernährungsgewohnheiten hingewirkt, um eine ursächliche Heilung zu erreichen. In bezug auf das Fleischessen vertrat er einen Kompromissweg, da er als Hauptursache der ernährungsbedingten Zivilisationskrankheiten die isolierten Kohlenhydrate ausmachte. Seine Aufklärung über das tierische Eiweiß zielte vor allem darauf ab, dass es für die Ernährung des Menschen nicht notwendig sei, was an sich schon eine Pionierleistung ist. Allerdings scheint er sich über die schädlichen Auswirkungen des tierischen Eiweißes nicht ganz im Klaren gewesen zu sein. Er hat sie angedeutet, z.B. in bezug auf den Diabetes, aber sie nie in den Vordergrund gestellt. In diesem Buch wird auf die physiologischen Auswirkungen des tierischen Eiweißes eingegangen. Es stört unseren Stoffwechsel in entscheidenden Schlüsselbereichen, daher ist sein Beitrag zu den Zivilisationskrankheiten mindestens ebenso gravierend wie der der isolierten Kohlenhydrate. Eine Verharmlosung ist wahrlich fehl am Platz.

Brukers Kompromissweg war für ihn als praktizierenden Arzt sicher richtig, da er sonst allzu viele Patienten vergrault hätte. Vermutlich wurden durch ihn letztendlich mehr Menschen zu Vegetariern als durch manche fanatische Tierschutzaktivisten. Als Buchautor bin ich jedoch der Auffassung, dass der Leser einen Anspruch auf die volle Wahrheit hat. Eine Ernährungsreform ist umso effektiver, wenn sie gleich bei *beiden* Übeltätern für die Gesundheit ansetzt: bei den isolierten Kohlenhydraten *und* den tierischen Eiweißen.

Ich hoffe, dass Sie nun noch weiterlesen, auch wenn Sie bislang nichts vom Vegetarismus wissen wollten. Denn es soll aufgezeigt werden, dass der Vegetarismus mehr ist als eine Marotte idealistischer Weltverbesserer. Es geht beim Vegetarismus um ganz eigennützige gesundheitliche Vorteile, die sich physiologisch belegen lassen.

Zudem wird aufgezeigt, dass Fleischessen den Prinzipien der Vollwertkost widerspricht. Erst durch die Zurücknahme dieser gutgemeinten Aufweichungen der Vollwertprinzipien kann der Vollwertgedanke mit seiner gesundheitlichen Bedeutung wieder verständlich und schlüssig zum Vorschein kommen. Und erst dadurch wird dem interessierten Leser, der weiterforschen möchte, erkennbar, dass das Vollwertkonzept sich aus einer vegetarischen Tradition heraus entwickelt hat, die unter anderem unmittelbar auf die Vorläufer Theodor Hahn (1824–1883), Maximilian Bircher-Benner (1867–1939) und Are Waerland (1876–1955) zurückgeht.

Dr. Johann Georg Schnitzer (geb. 1930) steht ebenfalls in dieser vegetarischen Tradition. Er schreibt über Patienten, die durch seine Kostempfehlungen Heilung finden konnten:

„Geheilte Patienten wurden vorgestellt und konnten nach ihren praktischen Erfahrungen selbst befragt werden. Einige Patienten wechselten nach Ausheilung ihres Bluthochdrucks zu ‚Vollwerternährung' – und mussten feststellen, dass dadurch ihr Blutdruck wieder anstieg! Der ursprünglich richtige Begriff war mit falschem Inhalt angefüllt worden." [2]

Der Bruker'sche Vollwertweg hat sich mit seinen Kompromissen sozusagen von seinen Wurzeln abgetrennt.

Das Miteinbeziehen des Vegetarismus ermöglicht es erst, die volle Bedeutung des Vollwertgedankens zu erfassen.

Spätere Vertreter der Vollwerternährung haben ihre Prinzipien aufgeweicht, um sie den Menschen zugänglicher zu machen. Das betrifft außer dem Fleischessen noch weitere Punkte wie die Genussgifte Essig und Alkohol. Damit ist jedoch niemandem gedient. „Vollwert light" ist ein Widerspruch in sich. Wir können nur unsere Gewohnheiten den Vollwertprinzipien annähern. Gehen wir jedoch umgekehrt vor und nähern die Vollwertprinzipien unseren Gewohnheiten an, so schaden wir dem Vollwertgedanken und verhindern, dass noch mehr Menschen die Zusammenhänge der Gesundheit erfassen. Denn Erkenntnis ist nur durch Polarisierung möglich.

Deshalb ist es besser zuzugeben, dass unsere Gewohnheiten noch hie und da von den Vollwertprinzipien abweichen. Das ist ja nicht schlimm. Wir nähern uns den unverrückbaren Vollwertprinzipien in einem allmählichen Prozess an. Es geht hier also nicht um einen fanatischen Puritanismus. Es geht darum, das Ziel ganz klar vor Augen zu haben und zu wissen, wohin „der Vollwertweg" führt.

Ein Erfinder, der sich gar nicht so intensiv mit Ernährung befasst hat, scheint die Grundprinzipien der Vollwertkost tiefer durchdrungen zu haben als die meisten „Vollwertköstler":

Ich bin sowohl Vegetarier als auch leidenschaftlicher Anti-Alkoholiker, weil ich so besseren Gebrauch von meinem Gehirn machen kann.

Thomas Alva Edison (1847-1931)

Das Ziel dieses Buches ist es, die Grundprinzipien der Vollwerternährung wieder ganz klar herauszustellen, immer unter dem Aspekt:

Wie muss eine wirklich gesunde Ernährung zusammengestellt sein?

Hier eine Zusammenfassung der gängigen Vollwert-Grundsätze, auf die ich im vorliegenden Konzept aufbaue:

1. *Genussvolle und bekömmliche Speisen*
2. *Bevorzugung pflanzlicher Lebensmittel*
3. *Bevorzugung gering verarbeiteter Lebensmittel*
   – reichlich Frischkost
4. *Ökologisch erzeugte Lebensmittel*
5. *Regionale und Saisonale Erzeugnisse*
6. *Umweltverträglich verpackte Produkte*
7. *Fair gehandelte Lebensmittel*

(Körber, Männle, Leitzmann [3])

Prinzip Genuss

- Warum keine Genussmittel?

Begegnet ein Fleischesser einem Vegetarier, so ist die erste Reaktion oft:

„Auf Fleisch verzichten, das könnte ich nicht!"

Auffällig daran ist, dass diese Reaktion durchweg von Menschen kommt, die es niemals probiert haben. Von den gleichen Menschen hört man niemals die Aussage:

„Nun verzichte ich schon seit Jahrzehnten auf Frischkornbrei und frische Sprossen. Der Nährstoffmangel wird immer unerträglicher!"

Hier spüren die meisten Menschen keinen Mangel und keinen Verzicht – einfach nur deshalb, weil sie diese Lebensmittel gar nicht kennen und den Zustand einer Vollversorgung mit vitalisierenden Nährstoffen niemals erlebt haben. Der Focus auf den Verzicht vermittelt einen verzerrten Blick auf die tatsächliche Situation. Denn in einer Ernährungsumstellung kommen mindestens so viele neue Genüsse dazu, wie man lässt. Die vegetarische Vollwertkost bedeutet keinen Verzicht und keine Kasteiung. Es geht im Gegenteil darum, sich seine Genussfähigkeit durch eine Hebung der Gesundheit zu erhalten und neue Genussmöglichkeiten durch einen bewussteren Umgang mit der Ernährung zu entdecken.

Viel treffendere Schlagworte in bezug auf die Hemmnisse für eine Ernährungsumstellung als „Verzicht" sind:

13

- „Unwissenheit"
- und „Gewohnheit".

Nur klingt es natürlich nicht so vorteilhaft zuzugeben:

„Ich bin unwissend und hänge an meinen alten Gewohnheiten. Deshalb ziehe ich es vor, weiterhin unwissend zu bleiben."

Lieber spricht man von einem vermeintlich nicht zu bewältigendem „Verzicht", das klingt doch besser.

Natürlich fällt es nicht immer leicht, jahrzehntealte Gewohnheiten einfach aufzugeben. Aber die Möglichkeit sich umzugewöhnen gibt es, und dadurch haben wir eine Wahlfreiheit. Jeder hat die Freiheit, sich an den alten Gewohnheiten festzuklammern oder die alten Gewohnheiten zu hinterfragen und sich für neue zu öffnen. Man kann auch probeweise alte Gewohnheiten lassen. Kein Vegetarier muss einen vegetarischen Eid unterzeichnen. Viele Neu-Vegetarier sind überrascht, wie leicht es ihnen fällt, Fleisch wegzulassen, und wie unbefriedigend sich gelegentliche Rückfälle anfühlen.

Sollte nicht die Gesundheit ein schlagkräftiges Argument dafür sein, seine Gewohnheiten einmal infrage zu stellen?

Oder müssen immer erst schwere Krankheiten vorausgehen?

In den weiteren Kapiteln werden triftige gesundheitliche Gründe dafür geliefert, weshalb es sich lohnen kann, eine Änderung der Ernährungsgewohnheiten einfach mal auszuprobieren.

Zu den Genussmitteln hat der Vollwertweg eine eigene Haltung:

Gerade weil es sich um eine genussbetonte Lebensweise handelt, bedarf sie der Genussmittel nicht mehr. Es geht um einen Genuss an der eigentlichen Ernährung durch den Eigengeschmack der Speisen. Es geht um einen Genuss an der körperlichen Leistungsfähigkeit im Sport. Es geht um einen Genuss an der Kommunikation mit den Kräften der Natur.

– Es geht beim Vollwertweg im Grunde um die Lebensfreude selbst.

Die Genussmittel wie Alkohol und Nikotin, Zucker und Weißmehl, Kaffee und Essig werden nur als ein schaler Ersatz gesehen. Eine wirklich genussbetonte Lebensweise bedarf keiner krankmachenden „Genussmittel" mehr.

Prinzip Naturbelassenheit

- Warum nicht: „Der Rohkostweg"?

Von Werner Kollath stammt der Satz

Lasst unsere Nahrung so natürlich wie möglich.

Hier ist der Weg ganz klar vorgegeben: Alle Verarbeitungsschritte durch den Menschen können die von der Natur gegebenen Lebensmittel in ihrem Wert immer nur mindern. Vollwertig ist immer nur das Naturbelassene.

Gleichzeitig beinhaltet der Satz eine Relativierung.

Es heißt ja nicht:

„Lasst unsere Nahrung natürlich",

sondern

„- so natürlich wie möglich".

Die Einschränkung liegt darin: Die Nahrung soll auch für den Menschen ansprechend, genussvoll, sättigend und bekömmlich sein. Es geht darum, einen sinnvollen Kompromiss zu finden zwischen der Naturbelassenheit und den Bedürfnissen des Menschen. Da sich in der Entwicklung des Vollwertköstlers sowohl seine Bedürfnisse als auch die Palette seines Nahrungsangebots wandeln, gilt es hier immer neu auszutarieren. Das bedeutet keine vom Kopf gesteuerte Hau-Ruck-Ernährungsumstellung, sondern einen Bewusstseins- und Verfeinerungsprozess, der ohne Fanatismus sich der Natur immer mehr annähert und die Impulse des Körpers mit einbezieht.

Dagegen bedeutet der Rohkostweg oft genug, dem starren Dogma der Naturbelassenheit die menschlichen Bedürfnisse zu opfern. So gelangen wir zu keiner echten Harmonie und Transformation. Diese Erkenntnis setzt sich in der seit den 90er Jahren neu aufgeflammten Rohkostbewegung immer mehr durch. Der Fanatismus aus der Anfangszeit gilt bei immer mehr Anhängern als überwunden und man bezieht gekochte Hirse, gekochte Kartoffeln und gedünstetes Gemüse wieder mit ein. Anstatt nun aber zuzugeben, dass „der Rohkostweg" für sie nicht praktikabel ist, werden die Rohkostprinzipien einfach umdefiniert und den Gewohnheiten angepasst. Es gilt mittlerweile nicht mehr nur als „Rohköstler", wer zu 100 Prozent Rohkost isst, sondern wer bereits 85 Prozent Rohkost „schafft".

Hier haben wir den gleichen Fehler, den die Vollwertbewegung mit schädlichen Genussmitteln wie Fleisch und Alkohol begeht. Was man nicht ablegen kann oder möchte, deklariert man eben einfach als Bestandteil der Vollwerternährung. Es ist das Gleiche wie bei einem „Vegetarier", der Fisch isst. Fisch wird gemäß den eigenen Gewohnheiten als „vegetarisch" deklariert. Wäre es nicht ehrlicher zuzugeben, dass man für den Vegetarismus einfach noch nicht bereit ist? Ebenso ist es vollkommen willkürlich, einen bestimmten Rohkost-Anteil als Kriterium festzusetzen. Wie willkürlich diese scheinbar exakte Prozentangabe ist, ist bereits daraus ersichtlich, dass nicht gesagt wird, ob sie sich auf das Volumen, das Gewicht oder die Kalorien bezieht. Ehrlicher wäre es zuzugeben, dass man den Übertritt zur Rohkost eben nicht auf Dauer schafft. Im Grunde aber ernähren sich diese „Anteil-Rohköstler" in voller Übereinstimmung mit dem Vollwertweg: „...so natürlich *wie möglich*".

Der Vollwertweg ist der ehrlichere Weg.

Hier ein Beispiel, um die konkrete Anwendung des Lehrsatzes von Kollath aufzuzeigen. Es ist Winter in Mitteleuropa und man wünscht sich eine sättigende und wärmende Mahlzeit. Ein weiterer Grundsatz der Vollwerternährung lautet, regionale und saisonale Produkte zu bevorzugen. Der fanatische Rohköstler isst gerne tropische Früchte und handelt im Winter damit gegen die Impulse seines Körpers, weil sie eine kühlende Wirkung haben. Regional verfügbar sind Kartoffeln und stärkehaltige Gemüse wie Lauch, Kohlsorten und Möhren. Der fanatische Rohköstler würde auch diese Produkte roh verzehren und handelt damit in den meisten Fällen ebenso gegen die Impulse seines Körpers, weil die rohe Stärke schwer aufschließbar ist. Der Vollwertköstler entscheidet sich für eine kurz gegarte Gemüsesuppe, für die er das Gemüse frisch aufschneidet. Er greift weder zu einer Dosensuppe noch zu einer Instantsuppe, noch lässt er sein Gemüse allzu sehr verkochen. Er verwendet die Kartoffeln ungeschält und kocht den grünen Strunk vom Blumenkohl mit, um von den darin enthaltenen Nährstoffen zu profitieren. So ist er zwar kein Rohköstler, aber er belässt seine Grundstoffe „so natürlich wie möglich" und erhält eine Suppe, die reich an basischen Mineralien ist und sein körperliches Bedürfnis, das seiner derzeitigen Entwicklungsstufe entspricht, vollauf befriedigt.

Die Vollwerternährung ist keine Ernährung „von einem anderen Stern", sondern pragmatisch und flexibel. Sie führt uns zu dem Bestmöglichen im Spannungsfeld zwischen Naturbelassenheit und Machbarkeit.

Prinzip Ganzheitlichkeit

- Warum kein Fleisch?

Das Prinzip der Ganzheitlichkeit bedeutet, möglichst das *ganze* Naturprodukt zu verzehren:

- Äpfel, Gurken und Kartoffeln mit Schale
- keine isolierten Zucker, weil ihnen außerhalb der Zuckerrübe, des Zuckerrohrs oder der Früchte alle zur Verdauung notwendigen Begleitstoffe fehlen und diese dem Körper entreißen
- Vollkornprodukte, weil gerade in der Samenschale, in der Aleuronschicht und im Keim die wertvollsten Nährstoffe liegen

Am Getreidekorn manifestiert sich der Vollwertgedanke besonders anschaulich. Die Ernährungswissenschaft um 1900 kannte nur Eiweiße, Fette und Kohlenhydrate. Die vom Körper nicht aufspaltbaren Zellulosebestandteile in der Samenschale wurden als „Ballaststoffe" bezeichnet, weil man sie für überflüssig hielt. Heute weiß man, dass sie helfen, die Verdauung zu regeln. Das ranzig werdende Fett im Keimling behinderte die Lagerhaltung von Mehl in der beginnenden Industrialisierung der Lebensmittelproduktion. Durch weiterentwickelte Müllerei-technik konnte man nun im großen Stil Keimling und Außenschichten des Getreidekorns abspalten, um nur noch den lagerfähigen Mehlkörper übrigzubehalten. Was noch im Mehlkörper irgend an Nährstoffen übrig war, wurde durch die Oxidation beim Lagern zerstört. Das Fett konnte man ja später noch durch die Margarine auf dem Weißbrot wieder zufügen. Als man später die Vitamine entdeckte, begann man, dem leblosen Stärkemehl Vitamingaben beizumengen, um es „aufzuwerten". Doch so entsteht aus „Teilwert" nie wieder „Vollwert". Denn das Prinzip der Ganzheitlichkeit besagt: Das Ganze ist mehr als die Summe seiner Teile. Nur im Zusammenspiel aller bekannten und unbekannten Nährstoffe, das der Mensch niemals imitieren kann, entfaltet ein in seiner Ganzheit belassenes Lebensmittel seinen „vollen Wert".

Die Entfremdung des Menschen von der Lebensmittelproduktion durch ihre Rationalisierung und Industrialisierung ging einher mit einer Entfremdung des Menschen von einer gesunden Ernährung. Die Rückkehr zur gesunden Ernährung erfolgt durch das Gegenteil: Möglichst die Grundstoffe einzukaufen und selber zu verarbeiten.

Im Umgang mit dem Getreide bedeutet das: Das ganze Getreidekorn wird im Privathaushalt gelagert und erst kurz vor der Verarbeitung zu Frischkornbrei oder selbstgebackenem Vollkornbrot auf der haushaltseigenen Getreidemühle vermahlen. So hat die haushaltseigene Getreidemühle eine tiefe symbolische Bedeutung: Sie symbolisiert die Abkehr von den industrialisierten Formen der Lebensmittelproduktion, die immer zur Teilwertigkeit und damit zu Krankheiten führen. Sie symbolisiert die Hinwendung zu Autarkie und Eigenverantwortlichkeit. Sie symbolisiert das Bemühen, die Vollwertigkeit des Lebens nicht kommerziellen Interessen von Großkonzernen zu opfern, sondern zu erhalten. Denn nur daraus kann Gesundheit resultieren.

Wenn die Krankenkassen Haushalts-Getreidemühlen auf ärztliches Rezept finanzieren, so kann allein diese Maßnahme die Wende für unser Gesundheitswesen bedeuten und im Endeffekt die Kostenexplosion wieder friedlich implodieren lassen. Ebenso hat es Gandhi mit seinem einfachen Hand-Spinnrad vermocht, die britische Textilindustrie in die Knie zu zwingen. Warum sollte es gegenüber der imperialistischen Krankheitsindustrie mithilfe der einfachen Haushalts-Getreidemühle nicht ebenso gelingen?

Die „imperialistische Krankheitsindustrie" wird gebildet aus Großmüllereien, Zuckerraffinerien, Massentier-KZ's und den unmittelbar an ihnen hängenden Pharmakonzernen. Die Haushalts-Getreidemühle macht uns von diesen in vielerlei Hinsicht krankhaften Auswüchsen unserer Wirtschaft unabhängig. Sie schmiedet ein direktes Band vom Bio-Bauern über den Handel in die eigene Küche.

Wann erleben Sie ihr persönliches Unabhängigkeitsjahr, das zugleich die Freiheit von den Krankheiten bedeutet?

Wann finden sich die Gesundheitspolitiker, die genügend Phantasie und Weitsicht für eine solche Maßnahme mitbringen? Sie suchen immer nur nach Möglichkeiten, um die alten Wege weiterführen zu können. Aber muss man nicht, um einmal ein neues Ergebnis zu bekommen, einen neuen Weg beschreiten?

Mit der gleichen Denkweise betrachtet der Vollwertvegetarier die Gewohnheit des Fleischessens. Da er den Zusammenhang zwischen Fleischessen und Zivilisationskrankheiten erkannt hat (hierzu mehr im folgenden Kapitel) war er bereit, es für seine Gesundheit einmal mit dem Vegetarismus zu probieren. Und siehe da: Binnen kurzem fühlt er sich besser und legt nicht selten „unheilbare" Krankheiten ab wie ein unansehnlich gewordenes lästiges Kleidungsstück. Merkwürdig nur, dass in vielen „Vollwert"-Publikationen versucht wird, die alte Gewohnheit des Fleischessens in das neue Ernährungskonzept hinüberzuretten. Da ist von *„Bevorzugung* pflanzlicher Lebensmittel" die Rede, von „*überwiegend* lakto-vegetabiler Kost" (siehe Einleitung), von „*Reduktion* tierischer Lebensmittel" und von *„Bio*-Fleisch". Als wenn „Bio-Fleisch" etwas daran ändern könnte, dass Raubtiernahrung für den Menschen immer nur unbiologisch sein kann.

Deshalb sei hier aufgezeigt, dass unser Begriff von Fleisch dem Ganzheitsprinzip der Vollwerternährung widerspricht.

Das in der westlichen Zivilisation bevorzugte ausgeblutete fettarme Muskelfleisch ist gerade der Teil vom Tier, der besonders übersäuernd wirkt. Um sich der Vollwertigkeit wenigstens ansatzweise anzunähern, ist es für den Fleischesser nicht nur notwendig, außerdem ein paar ausgewählte Innereien zu verzehren, sondern das *ganze* Tier! Er muss ebenso wie ein Hund die an basischen Mineralien reichen Knochen zu schätzen wissen und mit Wonne das Mark heraussaugen. Er muss ebenso wie ein Tiger oder Löwe in das von frischem basischem Blut triefende rohe Fleisch beißen und es so mit Vorliebe genießen.

Und das ist keine leere Polemik gegen das Fleischessen. Wenn Seefahrer in den Polarmeeren im Eis stecken bleiben und auf Robbenfleisch angewiesen sind, so leiden sie binnen kurzem an Skorbut und Entkräftung, wenn sie ihren Teilwertbegriff vom Fleischessen auf ihre Situation übertragen. Sie können sich nur langfristig ihre Gesundheit und Leistungsfähigkeit erhalten, wenn sie bereit sind, das frische rohe Blut der gerade erlegten Tiere zu trinken. Nur in einer solchen Situation ist es angemessen, den

Fleischverzehr als „biologisch" zu bezeichnen, weil er dann überlebenswichtig ist. Unter normalen Bedingungen fehlen dem Menschen jegliche Instinkte, um einen „ganzheitlichen Fleischverzehr" zustande zu bringen. Dass er normalerweise darauf bedacht ist, ausgeblutetes und durchgegartes Fleisch zu verzehren, das durch Kräuter, Gewürze und Soßen verfeinert wird, zeigt deutlich, dass dem Menschen die für einen „ganzheitlichen Fleischverzehr" erforderlichen Raubtierinstinkte völlig fehlen. Versucht er sie sich anzutrainieren, so stellt das bloß eine Verrohung dar.

Fleischverzehr ist in der westlichen Zivilisation eine unbiologische Teilwerternährung. Auch in der üblichen Gemischtkost bewirkt das Fleisch ein Ungleichgewicht. Dieses kann durch die pflanzlichen Anteile kaum wieder wettgemacht werden und wirkt sich früher oder später in Krankheiten aus. Fleischverzehr ist eine alte krankmachende Gewohnheit, die in einem bewussten Ernährungskonzept schnellstens abgelegt werden soll.

Vollwertkost heißt immer auch: Vegetarismus!

Bircher-Benner schreibt in „Ordnungsgesetze des Lebens" [4]:

„Das ideale Gleichgewicht sämtlicher Nährfaktoren wird für den Bedarf des menschlichen Organismus nur durch eine verständig zusammengesetzte gemischte Kost aus pflanzlichen Integralen, die zu einem wesentlichen Teil in naturnahem Zustande sein müssen, geliefert.

*Ich sage dies
mit vollem Verantwortungsbewußtsein als Arzt
und nicht etwa als Vegetarier.*

(...) Wenn ich der integralen Pflanzenkost den höchsten Organisations-, Gleichgewichts-, Nähr- und Gesundheitswert zuspreche, so verneine ich damit keineswegs, daß die animalischen Nahrungsmittel nicht auch Nährwerte enthalten. Die Tiere holen sich die Nährwerte aus dem Pflanzenreich und ihre Gewebe und Reservoirs sind damit angefüllt. Auch das Fleisch nährt, aber es erzeugt Krankheit durch Gleichgewichtsstörung. Selbst in der Zufuhr einer gesunden, reinen Kuhmilch, die für das schnell wachsende Kalb eine ideale Nahrung ist, muß der Mensch Maß halten, um sein Gleichgewicht nicht zu schädigen. Dies alles und noch viel mehr lernte ich aus dem größten Lehrbuch des Arztes: aus der Ernährungsgeschichte meiner Kranken und aus ihrer Heilernährung. Ich verstand schließlich die Wahrheit des Wortes im 1. Buch Moses, I, 29:

,Und Gott sprach: Sehet da, ich habe euch gegeben allerlei Kraut, das sich besamet, auf der ganzen Erde und allerlei fruchtbare Bäume, die sich besamen, zur eurer Speise.'"

Gesundheitliche Vorteile des Vegetarismus

Vorteile der vegetarischen Ernährung auf verschiedenen Ebenen

Die vegetarische Ernährung bietet auf vielen verschiedenen Ebenen entscheidende Vorteile. Diese weiteren Bereiche, außer dem der Gesundheit, werden hier angeführt aus dem Gedanken heraus, dass Mikrokosmos und Makrokosmos eine untrennbare Einheit bilden. Dies führt zu der These, dass eine Ernährung, die für die Kreisläufe der Erde und für die Gesellschaft schädliche oder heilsame Auswirkungen hat, ebenso für die Gesundheit des Einzelnen schädliche oder heilsame Auswirkungen hat.

Es gibt für die vegetarische Ernährung auch eine ethische Begründung. Massentierhaltung und Schlachthöfe sind Orte des Schreckens, mit denen sich die meisten Fleischesser nicht auseinandersetzen wollen. Aber es handelt sich ja „nur" um Tiere. Diese Haltung ist umso erstaunlicher, als dass sich die meisten Menschen als „Tierfreunde" bezeichnen und es ihnen bei Haustieren und Pferden sehr wohl bewusst ist, dass es sich um intelligente leidensfähige Mitgeschöpfe handelt.

Es gibt für die vegetarische Ernährung auch eine ökologische und ökonomische Begründung. Auf einem Hektar Land können entweder 50 kg Rindfleisch produziert werden oder 4.000 kg Äpfel oder 8.000 kg Kartoffeln oder 12.000 kg Sellerie. Das Nutzvieh in den reichen Ländern wird vielfach mit Getreide, Soja und Eiweißprodukten aus den armen Ländern gemästet. Der Soja-

Anbau von Großgrundbesitzern in Südamerika verdrängt zum Beispiel in verbrecherischer Weise die örtlichen Kleinbauern, die für den Bedarf der eigenen Region produzieren. Dass also Fleischessen einen großen Anteil am Welthunger hat, liegt auf der Hand. Dies gilt umso mehr, wenn man bedenkt, dass die Ausbreitung der Wüsten in vielen unterentwickelten Weltregionen ganz eng mit der Überweidung zusammenhängt. Entwicklungshilfe ist dann am wirksamsten, wenn sie auch lehrt, dass durch eine vegetarische Ernährung der Nahrungsmangel viel leichter überwunden werden kann.

Man benötigt ein Vielfaches an Futtermitteln – oft Getreide und Sojabohnen, die der Mensch auch direkt essen kann – um 1 kg Fleisch zu erzeugen. Der Mehraufwand für die Fleischproduktion bedeutet natürlich auch einen immensen Mehraufwand an Wasser und Energie.

Im Bereich der Umweltverschmutzung führt die Fleischproduktionen durch die Gülle zu einem Eintrag in das Grundwasser und die Gewässer an Nitraten. Diese schädigen Flora und Fauna und gelangen über die Nahrungskreisläufe auch wieder in die Ernährung des Menschen. Zudem produziert eine einzige Kuh im Jahr so viel Methangas, dass die Auswirkungen auf die globale Erwärmung den Abgasen eines PKW entsprechen, der 18.000 Kilometer zurücklegt.

Wie kann man also gesund leben und gleichzeitig Ethik, Welthunger und Ökologie ignorieren? Vielleicht ist das keine wissenschaftliche Frage. Aber vielleicht ist es auch eben genau das, was unserer heutigen Wissenschaft oftmals fehlt:

ein ganzheitlicher Denkansatz.

Mein persönlicher Hintergrund

zu den gesundheitlichen Vorteilen

Durch meine Tätigkeit in der Altenpflege wurde ich nicht nur mit liebenswürdiger Altersschwäche konfrontiert, sondern oftmals mit einem grauenhaften Siechtum, das auf die sogenannten Zivilisationserkrankungen zurückgeht. Gerne wurden die Krankheiten der Senioren einfach als „Alterskrankheiten" bezeichnet. Das führte mich zu der Frage, ob denn das Alter naturgemäß mit Siechtum und Krankheit verbunden ist. Als Vegetarier aus ethischen und spirituellen Gründen begann ich, mich noch intensiver mit den gesundheitlichen Auswirkungen einer vegetarischen Ernährung zu beschäftigen. So fand ich viele „Gegenmodelle".

Der irische Dichter Sir George Bernard Shaw wurde mit vegetarischer Ernährung 94 Jahre alt. Er starb durch einen Unfall, weil er bei der Obsternte vom Baum fiel. Er nahm also noch bis ins hohe Greisenalter aktiv am Leben teil.

Der weltbekannte „Urwaldarzt von Lambarene" Albert Schweitzer wurde nicht etwa aufgrund seiner Ethik der „Ehrfurcht vor dem Leben" Vegetarier, zu der er im Alter von 40 Jahren fand. Er suchte mit 45 wegen einem beginnenden Diabetes Rat bei dem amerikanischen Rohkost-Arzt Dr. Max Gerson. Dieser empfahl ihm die Umstellung auf vegetarische Ernährung. Albert Schweitzer konnte dadurch nicht nur seinen Diabetes auskurieren, sondern sich auch seine Gesundheit bis ins hohe Alter bewahren. Noch bis kurz vor seinem Tod im Alter von 90 Jahren leitete er Bauarbeiten für sein Spitaldorf.

Schließlich stieß ich auf den schwedischen Ernährungsforscher und Vollwertpionier Are Waerland (1876–1955), der eine lakto-vegetarische Vollwertkost vertrat. Nach einer schweren Krankheitskrise mit etwa zwanzig Jahren fand er zu seinem vegetarisch-vollwertigen Ernährungskonzept. Are Waerland blieb fortan gesund und heiratete im Alter von 69 Jahren. Noch in seinem letzten Lebensjahrzehnt konnte er seine Erkenntnisse in Form von Büchern und Vorträgen an seine Mitmenschen weitergeben. Er bereiste mit seiner Frau ganz Europa, um den Waerlandbund aufzubauen, der auch heute noch in Deutschland vertreten ist.

Das Lebenskonzept von „Otto Normalverbraucher" führte nicht selten zu einem Lebensabend in Krankheit und Siechtum. Das Lebenskonzept des „Gesundheitsvegetariers" hingegen bot anscheinend bessere Voraussetzungen für eine sinnerfüllte Perspektive.

Nach vielen Versuchen mit verschiedenen Kostformen blieb ich zunächst über viele Jahre bei einer lakto-vegetarischen Vollwertkost, weil sie sich als ebenso praktikabel wie wirksam erwies. Später ließ ich dann auch die Milchprodukte weg und lebe seitdem eine vegane Vollwertkost.

Viele unserer Zivilisationserkrankungen hängen unmittelbar mit dem Fleischkonsum zusammen. Diese Zusammenhänge sollen im Folgenden erläutert werden. Denn es ist für das Aufzeigen der Vorteile der vegetarischen Ernährung unumgänglich, zuerst die Nachteile der herkömmlichen Gemischtkost aufzuzeigen.

Are Waerland fügte meiner Beschäftigung mit dem Vegetarismus einen überraschenden neuen Aspekt hinzu:

Die üblichen Begründungen für die vegetarische Lebensweise – religiöse, ethische und ökologische – hängen oft mit einem bestimmten Weltbild zusammen. Sie wirken ideologisch und moralisierend. Hingegen entdeckte ich durch Waerland einen ganz anderen Aspekt, den gesundheitlichen, bei dem es nicht um eine „Weltverbesserung" geht, sondern um einen ganz eigennützigen Weg der Vorsorge und Heilung, der wissenschaftlich begründet werden kann.

Übersäuerung

Übersäuerung und Verschlackung sind im Organismus sehr leicht nachweisbar. Deshalb ist es erstaunlich, dass diese Begriffe in der medizinischen Fachwelt umstritten sind bzw. in ihrer Bedeutung unterschätzt werden. Das Blut kann nur in einem sehr engen Rahmen seine lebensnotwendigen Aufgaben optimal erfüllen: in einem pH-Bereich zwischen 7,35 und 7,45 (0 = extrem sauer, 7 = pH-neutral, 14 = extrem basisch). Das Blut ist also immer leicht basisch. Der Wert kann unter Umständen auch tiefer sinken, aber das wirkt sich deutlich auf das Wohlbefinden des Menschen aus. Immer jedoch muss der pH-Wert über 7 sein, damit der Mensch lebensfähig ist.

Der für viele Mediziner nebulöse und vermeintlich unwissenschaftliche Begriff der Verschlackung beschreibt einen chemisch klar definierten Sachverhalt. Wenn eine Säure durch ein Mineral neutralisiert wird, entsteht ein Neutralsalz, in der chemischen Wissenschaft auch „Schlackensalz" genannt. Wenn der Mensch nun durch seine Ernährung nicht genügend basische Mineralien zu sich nimmt, muss der Körper diese aus seiner eigenen Substanz nehmen, um überschüssige Säuren zu neutralisieren. Wenn die Schlackensalze wegen ihrer Übermenge nicht vollständig ausgeschieden werden können, so lagern sie sich im Körper ab. Diesen Zustand als „Verschlackung" zu bezeichnen, ist also durchaus wissenschaftlich folgerichtig [5].

Nimmt der Körper diese basischen Mineralien zur Neutralisierung der Säuren zum Beispiel aus seinen Gelenkknorpeln, so führt das zu Arthrose (=Gelenkabbau).

Ein von der Arthrose Betroffener, Eckhard K. Fisseler aus Felsburg bei Kassel, 1936-2010, baute in seinem letzten Lebensjahrzehnt eine Selbsthilfegruppe auf, die sich diese Zusammenhänge zunutze macht.

Aus der Überlegung heraus, dass Arthrose rückgängig gemacht werden kann, wenn wieder genügend basische Mineralien durch die Ernährung zugeführt werden, setzte er für die Linderung und Heilung der Beschwerden bei Arthrose hauptsächlich auf eine Ernährungsumstellung. Seine propagierte Kostform ist eine vegetarische, in der ersten Zeit sogar vegane Ernährung, um die Harnsäurebelastungen aus dem tierischen Eiweiß zu meiden.

Sein eigener Erfolg – und der bei nunmehr über 20.000 erfolgreichen Anwendern – bestätigt seine These, dass es sich bei der Arthrose nicht um eine Abnutzungserscheinung handelt, sondern um „Säurefraß". Diese Erkenntnisse hat er niedergelegt in dem Buch *Arthrose, Der Weg zur Selbstheilung* [6].

So können viele weitere Erkrankungen mit der Übersäuerung in Verbindung gebracht werden:

- Osteoporose:
  Der Körper entnimmt die Mineralstoffe den Knochen. [5]
- Gicht:
  wird unmittelbar mit der Harnsäure in Verbindung gebracht. [7+8]
- Wassereinlagerungen:
  Der Körper hält Wasser zurück, um ein Übermaß an Schlackensalzen in der Schwebe zu halten. So sind viele

Übergewichtige nicht „Fettdicke", sondern „Wasserdicke"! [5]

- Bluthochdruck:
  verschlacktes und daher zu dickes Blut, sowie Harnsäure-Ablagerungen an den Gefäßwänden [2+5]
- Krebs:
  Bereits der Nobelpreisträger der Medizin von 1931, Dr. Otto Warburg, stellte in seinen Studien fest, dass sich Krebs nur im sauren Körpermilieu entwickelt. [9]

Bereits in den fünfziger Jahren lehrte Are Waerland, was sich bei uns erst in den letzten Jahren bei Ärzten und Heilpraktikern verbreitet: *Übersäuerung als Grundursache der Krankheiten* [10].

Welche Ernährung ist nun basenbildend, welche säurebildend?

Hierzu folgende Tabelle:

basenbildend	übersäuernd
- Obst - Gemüse - Kräuter - Kartoffeln	- Fleisch - Fisch - Ei - Zucker - Alkohol - Essig
nur leicht säurebildend, bzw. neutral	
- Getreide - Hülsenfrüchte - Nüsse - Fette und Öle - Milchprodukte (hoher Fettgehalt, milchsauer vergoren)	

Die unten links stehenden Lebensmittel können sinnvoll in eine gemäßigte Gesundkost integriert werden, wenn sie maßvoll konsumiert werden und zum Beispiel bei den Getreideprodukten darauf geachtet wird, dass sie möglichst auf Vollkornmehlen basieren, oder dass gesäuerte Milchprodukte mit hohem Fettgehalt bevorzugt werden. Denn die Säurebelastung durch die tierischen Produkte entsteht vor allem durch das tierische Eiweiß. Milchprodukte mit hohem Fettgehalt enthalten weniger Eiweiß. Durch die milchsaure Gärung wird das verbleibende Eiweiß zudem voraufgespalten und dadurch vom Organismus leichter aufzunehmen oder auszuscheiden.

Das Fäulnis-Darmmilieu

Nach Are Waerland gibt es zwei grundsätzlich zu unterscheidende Darmmilieus, die sich gegenseitig verdrängen: das Fäulnismilieu und das Gärungsmilieu. [11]

Lassen wir eiweißreiche Nahrungsmittel wie Fleisch, Fisch und Ei verderben, so geschieht der Abbau durch Fäulnisbakterien und wird Verwesung genannt.

Lassen wir stärke- und zellulosereiche Nahrungsmittel wie Gemüse oder Getreide verderben, so geschieht der Abbau durch milchsaure Gärungsbakterien und wird Verrottung genannt.

Der Verwesungsvorgang bei Fleisch und Fisch setzt unmittelbar nach der Tötung ein; durch die Kühlung wird er nicht aufgehalten, sondern nur verlangsamt. Eier enthalten sogar noch wesentlich mehr Fäulnisbakterien als Fleisch und Fisch. Bei Fäulnis entstehen Fäulnisgifte. Gelangen fäulnisbildende Stoffe in den menschlichen Darm, so bewirken die Fäulnisgifte eine Lähmung der natürlichen Wellenbewegungen des Darmes, so dass der Darminhalt nicht mehr weitertransportiert wird. Dadurch verbleibt der Darminhalt noch länger im Darm, dadurch entstehen weitere Fäulnisgifte – ein Teufelskreis.

Das ist der Grund, weshalb der Verdauungstrakt bei Raubtieren im Verhältnis zur Körperlänge sehr viel kürzer ist als beim Menschen (wird beim Menschen wie beim Raubtier die Körperlänge vom Mund zum Anus gemessen). Der Verdauungsweg beim Menschen ist für Fäulnisnahrung einfach viel zu lang. Die daraus resultierende Verstopfung ist ein Grundproblem des heutigen Zivilisationsmenschen, das zu vielen weiteren Beschwerden führt. Die chronische Verstopfung führt zu alten Kotresten, die sich an den Darmzotten anlagern und diese gegenüber dem Darminhalt regelrecht abriegeln.

Weder können die Nährstoffe in ausreichender Menge von den Darmzotten aufgenommen werden, noch kann der Organismus sich von seinen Abfallstoffen in den Darm befreien. Er wird im Gegenteil noch durch die Fäulnisgifte belastet. Daraus entstehen:

- Kopfschmerzen und Migräne
- Lebererkrankungen
- entzündliche Darmerkrankungen
- in der weiteren Folge Darmkrebs

Die chronische Rückvergiftung des Blutes kann zum Nährboden für viele weitere Erkrankungen werden. Außerdem steht der Dickdarm, ebenso wie es auch von den Reflexzonen der Füße bekannt ist, mit dem gesamten Organismus in Verbindung. Wie wirkt sich da ein durch chronische Verstopfung deformierter Darm auf den restlichen Organismus aus?

Are Waerland gelangt zu der Aussage:

Der Schlüssel zur Gesundheit liegt im Darm [12].

Die milchsaure Gärung unterstützt die natürliche Aufspaltung der Kohlenhydrate und der Nährstoffe. Sie gewährleistet eine „geregelte Verdauung". Waerland führt den „hippokratischen Darmentleerungsrhythmus" an, der sich ebenso wie die Mahlzeiten dreimal am Tag vollziehen sollte. Die Darmzotten bleiben frei, so dass der Stoffaustausch sich ungehindert vollziehen kann. Es ist nicht nur zu fragen, welche Nährstoffe eine Nahrung enthält, sondern ob sie es dem Körper auch ermöglicht, die in ihr enthaltenen Nährstoffe aufzunehmen.

Vielfach wird angeführt, dass Obst und Gemüse in rohem Zustand nicht vertragen wird. Das wird gerne auf die Vererbung geschoben, weil man mit diesem Argument ja keine Verantwortung übernehmen muss und an seiner Lebensführung nichts zu ändern braucht. Es liegt jedoch weit häufiger an einem zur Fäulnis umgeschlagenen Darmmilieu, das durch eine Ernährungsumstellung, ggf. mit Unterstützung durch eine Darmreinigung, leicht zu heilen ist. Mit der neugebildeten gesunden Gärungs-Darmflora können rohes Obst und Gemüse sodann vom selben Darm durchaus verarbeitet werden.

Die für ein gesundes Darmmilieu empfehlenswerte Ernährung entspricht genau der Ernährung für ein Säure-Basen-Gleichgewicht. Bei der oben angeführten Tabelle brauchen bloß die Überschriften geändert zu werden:

Gärungsbildende Ernährung	Fäulnisbildende (bzw. darmfloraschädigende) Ernährung
- Obst	- Fleisch
- Gemüse	- Fisch
- Kräuter	- Ei
- Kartoffeln	
- Getreide	- Zucker
- Hülsenfrüchte	- Alkohol
- Nüsse	- Essig
- Fette und Öle	
- Milchprodukte (hoher Fettgehalt, milchsauer vergoren)	

Zucker, Alkohol und Essig wirken zwar nicht fäulnisbildend, schädigen aber doch bekanntermaßen die natürliche Darmflora. So gelangen wir rechts zu den Stoffen, die unter mehreren Gesichtspunkten gemieden werden sollten.

Auf der linken Seite der Tabelle finden wir auch wieder die gesäuerten Milchprodukte. Die Milchsäure aus gesäuerten Milchprodukten (wie Saure Sahne, Schmand, Quark, Frischkäse...) unterstützt die natürliche Darmflora. Milchsäure entsteht jedoch nicht nur in Milch, sondern auch in eingemachtem Gemüse, am bekanntesten ist bei uns das Sauerkraut. Auch zu empfehlen sind pflanzliche Vitalgetränke wie Sauerkrautsaft oder „Kanne"-

Brottrunk (ein gesäuerter Getreidetrank). Sie enthalten ebenso Milchsäure und eignen sich sehr gut zum Anmachen von Salat statt Essig. So angemachte Rohkostsalate sind leichter verdaulich und eine wichtige Komponente einer gesunden Ernährung. Diese Prinzipien einer gesunden Darmflora nach Waerland sind also durchaus auch in einer veganen Kostform anwendbar.

Die Zufuhr von Vitamin B12 ist ein Argument, das von den Fleischessern gerne angeführt wird. Vitamin B12 entsteht in milchsaurer Gärung. Daher kann es der Körper in einem gesunden Darmmilieu selber bilden. Darüber hinaus wird es über die Milchsäure-Produkte in einem vernünftigen vegetarischen Ernährungskonzept mit der Nahrung aufgenommen.

Eiweißspeicherkrankheiten nach Dr. Lothar Wendt

Prof. Dr. Lothar Wendt (1907–1989) war Medizinprofessor an der Goethe-Universität in Frankfurt am Main.

Bereits in den Vierziger Jahren des letzten Jahrhunderts veröffentlichte er seine revolutionären Forschungsergebnisse zu den Eiweißspeicherkrankheiten [13].

Nach der herkömmlichen Lehrmeinung gibt es keinen Ort im Körper, wo überflüssiges Eiweiß gespeichert werden kann. Gerade die Eiweißversorgung ist ja ein wichtiges Argument der Fleischbefürworter. Doch zeigt es sich, dass überflüssige tierische Eiweiße im Körper große Probleme verursachen. Überflüssige Eiweiße, die der Körper nicht ausscheiden kann (bzw. deren Abbauprodukte Harnsäure und Polymucosaccharide), lagern sich in den Membranen der feinen Kapillaren ab und behindern dadurch massiv die Durchlässigkeit. Die Nährstoffe können somit nicht mehr vollständig vom Blut in die wasserhaltige Grundsubstanz übertreten, in der sich die Zellen befinden. Somit ist die Durchblutung der Organe nicht alleine maßgeblich. Erst die „Durchsaftung" (Wendt) entscheidet, welche Nährstoffe auch wirklich in der Zelle ankommen.

Sowohl Vitamine und Mineralstoffe, als auch der lebensnotwendige Sauerstoff, als auch körpereigene Hormone wie das Insulin können nicht mehr in genügenden Anteilen zu den Zellen gelangen. So können unter Umständen selbst hervorragende Blutwerte bei einem Fleischesser darüber hinwegtäuschen, dass seine Zellen unterversorgt sind. Daher ist eine Eiweißüberversorgung durch den Fleischverzehr so gefährlich.

Daraus können verschiedene Krankheiten entstehen.

- Mangelernährung der Zellen:
  gerade durch Fleischverzehr!

- Ansteigen des Harnsäurepegels im Blut:
  daraus resultierend wieder Übersäuerung mit ihren
  Folgeerkrankungen (Rheuma, Arthrose, Gicht usw.)

- Krebs:
  Bereits Dr. Otto Warburg, Nobelpreisträger der Medizin
  von 1931 entdeckte, dass sich Krebs nur im sauren
  Körpermilieu entwickelt [7]. Außerdem entwickelt er sich
  bei ungenügender Sauerstoffzufuhr durch die verstopften
  Kapillaren, so dass die Zellen auf anaeroben Stoffwechsel
  umschalten müssen [14].

- Diabetes-Typ-II:
  Die Durchlässigkeit der Kapillaren für das Insulin kann um
  das 15fache vermindert sein. Da das Insulin auf dem Weg
  von der Bauchspeicheldrüse bis zu den Zellen zweimal die
  Kapillaren passieren muss, potenziert sich der Wert auf
  das 225fache. Außerdem können durch
  Eiweißablagerungen die Basalmembranen an den Zellen
  so verdickt sein, dass die sich dort befindlichen
  Insulinrezeptoren blockiert sind [14]. Brukers Erkenntnis,
  dass die raffinierten Kohlenhydrate zum Diabetes führen,
  ist somit durch eine mindestens ebenso gravierende
  Ursache ergänzt worden.

- Bluthochdruck:
  Der Hauptrisikofaktor für viele tödliche Herz-Kreislauf-Krankheiten. Die Verdickung der Basalmembranen der Kapillaren bewirkt einen höheren Blutdruck. Um die Kapillaren zu stabilisieren, reagiert der Körper mit einer weiteren Verdickung: ein Teufelskreis. Ein weiterer Faktor ist das verdickte Blut durch das klebrige tierische Eiweiß. Zudem reagiert der Körper auf die Sauerstoffunterversorgung der Zellen mit einer vermehrten Ausschüttung roter Blutkörperchen, was zusätzlich das Blut verdickt. Leider ist diese ansonsten sinnvolle Reaktion hier vollkommen nutzlos. Denn der Grund für die Sauerstoffunterversorgung sind ja die durch tierisches Eiweiß verdickten Kapillarwände: eine Situation, die der Körper von Natur aus offenbar nicht kennt [2].

Eine Eiweißüberversorgung ist bei einer pflanzenbetonten Ernährung nicht möglich. Die gefürchtete Eiweißunterversorgung tritt in Wahrheit nicht besonders bei Vegetariern auf, da pflanzliche Lebensmittel genügend Eiweiß enthalten; sie tritt nur bei Menschen auf, die generell unterernährt sind [15].

Die erforderlichen acht essentiellen Aminosäuren (Eiweißbestandteile, die der Körper nicht selber herstellen kann) finden sich in verschiedenen pflanzlichen Lebensmitteln, wie zum Beispiel Kartoffeln, Bananen, grünen Salaten und verschiedenen Sprossen. Da der Körper aber sowieso das Nahrungseiweiß in seine Bestandteile zerlegt, kann er sich die erforderlichen Aminosäuren auch problemlos aus verschiedenen pflanzlichen

Lebensmitteln, die für sich allein genommen kein „vollwertiges" Eiweiß enthalten, entnehmen, so zum Beispiel aus der Kombination Getreide mit Hülsenfrüchten.

Bruker hat die Gefährlichkeit der raffinierten Kohlenhydrate gelehrt, und auch die Ersetzbarkeit von tierischem durch pflanzliches Eiweiß. Auf die enorme Schädlichkeit des tierischen Eiweißes hat er nicht ausreichend hingewiesen. Wie es die oben angeführten Beispiele gezeigt haben, ist die unmittelbare Ursachenverbindung zu den Zivilisationskrankheiten leicht physiologisch nachvollziehbar. Deshalb gilt...

Vegetarische Ernährung: Vorbeugung und Heilung

Wie aufgezeigt, bilden Übersäuerung, ein Fäulnis-Darmmilieu und durch tierisches Eiweiß verstopfte Kapillaren die Grundursachen für viele Erkrankungen. Da die vegetarische Ernährung bei diesen Ursachen ansetzt, vermag sie es, sowohl diesen Erkrankungen vorzubeugen, als auch zur Heilung beizutragen.

Was das Leben gesund erhält, kann auch die Krankheit heilen, denn jede Heilung stellt in ihrem Wesen nichts anderes als eine Gesundung dar.

Sebastian Kneipp

Dieser Ansatz von Heilung fügt der heutigen Schulmedizin - und auch der Naturheilkunde! - einen entscheidenden Aspekt hinzu: Wenn wir beim Heilungsweg nicht beachten, was das Leben gesund erhält, so können wir keine ursächliche Heilung erreichen. Das bedeutet, dass alle Behandlungen letztlich keine Heilung herbeiführen können, wenn wir nicht auch beim *Selberhandeln* ansetzen, also bei den Lebensgewohnheiten.

Das entspricht den Grundsätzen des Hippokrates:

Wer die Naturgesetze befolgt,

hat sein leibliches Wohl selbst in der Hand.

Auf diesem Grundsatz beruht auch der Heilungs- und Gesundheitsweg nach Are Waerland, der die folgenden Postulate aufgestellt hat:

- *Wir haben es nicht mit Krankheiten zu tun, sondern mit Fehlern in der Lebensführung. Schafft diese ab, und die Krankheiten werden von selbst verschwinden.*
- *Man heilt niemals eine Krankheit, sondern man heilt einen kranken Körper.*
- *Man heilt einen kranken Körper nur dadurch, dass man seinen ursprünglichen Lebensführungsrhythmus wieder herstellt.*

Mit *Lebensführungsrhythmus* meint Waerland die Summe der Lebensgewohnheiten, also insbesondere die Bereiche Ernährung, Bewegung, Entspannung und Positives Denken.

Als kritisch gesehen wird bei einer vegetarischen Ernährung die Versorgung mit Eisen, Zink und Vitamin B12. Doch gerade die vegetarische Ernährung ist die beste Grundlage für eine optimale Versorgung mit Eisen, Zink, Vitamin B12 und anderen wichtigen Nährstoffen, weil diese auch in vielen pflanzlichen Lebensmitteln enthalten sind und weil...

- sie für ausreichende Basen-Zufuhr sorgt: Vegetarische Ernährung bildet wenig Säuren und enthält genügend Basen, so dass die mineralischen Nährstoffe nicht von den Säuren eliminiert werden. Zink braucht als Gegenspieler Kupfer. Eisen braucht als Gegenspieler Vitamin C. So zeigt es sich, dass die verschiedenen Nährstoffe nicht isoliert betrachtet werden dürfen und eine vitalstoff- und basenreiche Kost die beste Voraussetzung für eine optimale Versorgung mit unverzichtbaren Spurenelementen darstellt.

- sie für ein gesundes Darmmilieu sorgt: Vitamin B12 entsteht bei milchsaurer Gärung, die in einem gesunden Darm vorherrscht. Aufgrund der funktionierenden Verdauung können die Nährstoffe von den Blutgefäßen im Darm optimal aufgenommen werden.

- sie für freie Kapillarmembranen sorgt: Erst die freien Kapillarmembranen durch eine eiweißreduzierte Kost ermöglichen es, dass die Nährstoffe vom Blut auch dahin gelangen, wo sie eigentlich benötigt werden, in die Zelle!

Eisenreiche vegetarische Nahrungsmittel sind z.B. Weizenkleie, Hafer, Hirse, Kürbiskerne, Leinsamen und Pistazien.

Zinkreiche vegetarische Nahrungsmittel sind Vollkornprodukte, Hülsenfrüchte und Haferflocken.

Vitamin B12-reiche vegetarische Nahrungsmittel sind milchsauer vergorene Produkte: Quark, Yoghurt, Saure Sahne, Schmand, Crème fraîche, Sauerkrautsaft sowie anderer Gemüsemost, Getreidemost.

Wer als Vegetarier die Versorgung mit diesen und weiteren wichtigen Nährstoffen sicherstellen will, kann seine Ernährung mit frischen Sprossen anreichern, die man leicht zuhause selber ziehen kann. Zum Beispiel enthalten Linsensprossen alle die genannten drei Nährstoffe und alle acht essentiellen Aminosäuren. Viele Sprossen enthalten diese, beziehungsweise viele weitere wichtige Nährstoffe, und zudem in einer Form, wie sie vom Körper optimal aufgenommen werden können.

Empfehlenswert sind zum Beispiel auch Sprossen von Alfalfa, Bockshornklee, Mungobohnen, Sojabohnen, Erbsen, Sesam, Senf, Rettich...

Eine bewusst zusammengestellte vegetarische Ernährung ist somit ein viel besserer Garant für die Nährstoffversorgung als die den Stoffwechsel blockierende Fleisch-Fisch-Eier-Gemischtkost.

Wie kann eine krankmachende Ernährung „vollwertig" genannt werden?

„Vollwertig"

muss also immer auch „vegetarisch" bedeuten!

Die Zusammenstellung der Vollwertkost

Die Säulen der Vollwertkost

Die acht Säulen der Vollwertkost nach Bruker
bestehen aus vier Nein´s und vier Ja´s:

1. zu meiden: Industriezucker
2. zu meiden: Auszugsmehl
3. zu meiden: Industriefette
4. zu meiden: Säfte

5. täglich: Frischkorngericht
6. täglich: Vollkornbrot
7. täglich: Frischkost
8. täglich: gesunde Fette

Im Lichte der im Vorhergehenden beschriebenen Erkenntnisse erscheint es angebracht, diese Säulen der Vollwertkost neu zu formulieren und zu reduzieren auf...

Die sechs Säulen der Vollwertkost

1. zu meiden: isolierte Kohlenhydrate
2. zu meiden: tierische Eiweiße
3. zu meiden: Genussmittel

4. täglich: Vollkorn
5. täglich: Frischkost
6. täglich: gesunde Fette

1. Industriezucker und Auszugsmehl können zusammengefasst werden zu den isolierten Kohlenhydraten. Dazu gehört nicht nur der Weiße Haushaltszucker, sondern ebenso der Braune Zucker, der Rohrohrzucker und der Zuckerrübensirup, sowie der Fruchtzucker und der Traubenzucker. Denn auch sie stellen aus dem pflanzlichen Verbund herausgelöste Konzentrate dar, die dem Körper wichtige Nährstoffe entreißen anstatt sie zuzuführen. Zum Süßen verwendet der Vollwertköstler Honig, oder in der veganen Variante Trockenfrüchte. Bei Vollkornprodukten ist zu beachten, dass die Industrie gerne Auszugsmehle verwendet, die sie mit Kleie anreichert. Eine solche Augenwischerei ist natürlich nicht als „Vollwert" zu bezeichnen. Möglichst sollen Produkte verwendet werden, bei denen das volle Korn erst kurz vor der Verarbeitung vermahlen und als Ganzes verwendet wird. Sofern diese nicht erhältlich sind, wird empfohlen, so

viel wie möglich selbst herzustellen: selbstgebackenes Vollkornbrot, selbstgemachte Vollkornnudeln.

2. Das Meiden der tierischen Eiweiße wurde ausreichend begründet und sie gehören zwingend zu den „Nein´s" der Vollwertkost. Wie Bruker es gelehrt und selber auch vorgelebt hat, muss das keine vegane Lebensweise bedeuten. Milchprodukte können mit einbezogen werden, wenn darauf geachtet wird, dass es sich um fettreiche Milchprodukte handelt wie zum Beispiel Sahne und Butter. Auch hier hat Bruker eine wichtige Pionierarbeit gegen den Trend geleistet. Denn die Tabuisierung des Fettes, die in den meisten Ernährungsprogrammen verbreitet ist, macht den Bock zum Gärtner. Fettarme Milchprodukte enthalten natürlich dafür einen größeren Anteil tierisches Eiweiß. Das ist gerade der Stoff, der übersäuernd, verschlackend und verschleimend wirkt. Das tierische Eiweiß trägt dadurch nicht nur entscheidend zu den Zivilisationskrankheiten bei, sondern auch zum Übergewicht durch Wasserbindung. [4] Es führt somit zu einer viel ungesünderen und hässlicheren Form des Übergewichts als ein paar Kalorien zuviel. Wenn es bei den Restanteilen von tierischem Eiweiß in fettreichen Milchprodukten bleibt, so kann der Körper gut damit umgehen. Bruker ist bei guter Gesundheit 91 Jahre alt geworden. Konsequenter ist natürlich die vegane Ernährung, die ganz ohne tierische Bestandteile auskommt. Es ist sinnvoll, in einem sanften Umstellungs- weg den Lakto-Vegetarismus hierfür als Vorstufe zu betrachten und den Veganismus allmählich anzustreben. Auf die Ersetzbarkeit der Butter wird beim Thema „gesunde Fette" eingegangen.

3. Bei den Genussmitteln hat die heutige Vollwertbewegung zu Zucker, Kaffee und Nikotin eine klare Haltung. Merkwürdigerweise nicht zu Alkohol und Essig. Dies ist umso befremdlicher, als dass sie Säfte als „teilwertig" erkennt. Alkohol und Essig stellen aber weitere Verarbeitungs-, also Wertminderungsstufen dar. Der Essig ist streng genommen noch weiter denaturiert als der Alkohol. Bei Beiden handelt es sich um eine konzentrierte Säurenzufuhr, die der Körper nur durch das Angreifen der eigenen Basendepots kompensieren kann. Es ist vollkommen unlogisch und willkürlich, in einer Vollwerternährung Essig für Salat zu empfehlen und Alkohol „gelegentlich zu erlauben". Warum wird nicht lieber ein Glas Saft „gelegentlich erlaubt"? Die Erlaubnis des Alkohols ist vermutlich ein Zugeständnis an gesellschaftliche Konventionen. Es ist aber gerade die Aufgabe einer Reformbewegung gesellschaftliche Konventionen unter dem Aspekt der Gesundheit zu hinterfragen! Wenn sie davor aus falscher Rücksichtnahme zurückscheut, wie soll sie da eine Hilfe sein? Die ursprüngliche Vollwertidee strebt eine suchtmittelfreie Lebensweise an. Ihre Philosophie ist es, dass nur ein „Teilwert-Leben" zur Kompensation des entstandenen Vakuums der Suchtmittel bedarf. Deshalb bedeutet die Wiederherstellung „des vollen Wertes" die Heilung von allen Süchten. Ferner möchte die Vollwerternährung den Eigengeschmack der Speisen wieder entdecken. Durch die Sensibilisierung für die feinen Aromen bedarf der Vollwertköstler der groben Reize nicht mehr. Nur wer die feinen Aromen nicht mehr wahrnehmen und genießen

kann, muss… – übermäßig salzen für salzig – übermäßig würzen für scharf – Kaffee, Schwarztee und Bier trinken für bitter – Essig verwenden für sauer. Der Vollwertköstler empfindet diese schädlichen Genussmittel als störend und hat keine Verwendung mehr für sie. Er überwindet sie nicht durch Verzicht, sondern durch das Gegenteil, durch eine Bereicherung in seinen Genussmöglichkeiten.

4. Bei den täglich zu verzehrenden Produkten werden Frischkorngericht und Vollkornbrot als „Vollkorn" zusammengefasst. Es ist empfehlenswert, täglich Vollkorn zu konsumieren, egal in welcher Form. Jemand, der ansonsten nur Rohkost isst, kann durch ein paar Scheiben Vollkornbrot täglich sich die konzentrierte Nahrung zuführen, die er für sein Sättigungsgefühl braucht. Andererseits kann ein Vollwertköstler, der gerne sein Gemüse dünstet, durch den Frischkornbrei seinen Rohkostanteil erhöhen. Er muss aber nicht unbedingt zusätzlich täglich Vollkornbrot essen. Bei Waerland gibt es einen Getreidebrei namens Kruska. Frisch geschrotetes Getreide lässt man mit Trockenfrüchten und zusätzlicher Kleie aufkochen und dann quellen. Die Kruska kann eine Alternative sein, wenn man den Frischkornbrei nicht mag oder verträgt. Der Frischkornbrei hat den Vorteil, dass sich beim frisch geschroteten Getreide während des 6 bis 12stündigen Quellens Milchsäure bildet, die die natürliche Darmflora unterstützt. Es kann jedoch sinnvoll sein, den Frischkornbrei vom Morgen auf den Mittag zu verlegen. Denn ein reines Obstfrühstück unterstützt den natürlichen Biorhythmus, wonach sich der Körper am Morgen in der Reinigungsphase befindet.

5. Der Frischkost-Anteil soll nach Bruker mindestens 30 Prozent betragen. Es ist jedoch ratsam, Obst, Gemüse, Nüsse und Sprossen in rohem Zustand zum Hauptanteil der Ernährung werden zu lassen. Denn nur in ihnen befinden sich die organisch gebundenen basischen Mineralien, die der Körper für sein Säure-Basen-Gleichgewicht so dringend braucht. Säfte werden von Bruker als teilwertig gesehen, weil gegenüber der ganzen Frischkost der wertvolle Trester zurückbleibt. Dagegen sind aber „Smoothies", also fein gemixte Früchte, wohl durchaus als vollwertig zu bezeichnen. Das Säfte-Verbot darf sicher nicht allzu dogmatisch gesehen werden. So kann zum Beispiel ein Enzym-Getränk wie der Sauerkrautsaft als Essig-Ersatz im Salat durchaus sinnvoll sein, weil er die natürliche Darmflora unterstützt. Direkt gepresste Säfte aus Trauben oder Zitrusfrüchten enthalten einen hohen Anteil der Wertstoffe, weil sie nur die zellulosehaltige Hülle zurücklassen. Und Gemüsesäfte können eine Entschlackungskur oder ein Fasten sinnvoll unterstützen, weil sie basisch sind. Frischgepresste Rohsäfte können also durchaus eine vollwertige Frischkost bereichern.

6. Der Punkt „Industriefette" ist bei den zu meidenden Bereichen herausgenommen, weil er sich aus der gezielten Auswahl der „gesunden Fette" ergibt. Außerdem ist der Bruker'sche Begriff „Industriefette" irreführend. Bruker meint damit pauschal alle Margarinesorten und zieht die Butter vor. Es ist jedoch keineswegs so, dass Butter nicht industriell verarbeitet wird. Es ist ja auch nicht so, dass Butter im Unterschied zu den Pflanzenfetten nicht erhitzt wird. „Rohmilch-Butter" gibt es im Handel nicht und darf

auch nicht in den Handel gelangen. Der Kritikpunkt bei der Margarine ist, dass die pflanzlichen Fette durch Härtung und Umesterung denaturiert werden. Deshalb ist jedoch nicht die Margarine pauschal abzulehnen, sondern es ist darauf zu achten, dass Bio-Margarine aus nicht gehärteten und nicht umgeesterten Fetten und Ölen verwendet wird. Letztendlich kann auch nicht die Raffination der Fette ausschlaggebend sein. Denn isolierte Fette sind sowieso ein Auszug und damit ein Teilwert-Produkt. So macht ja die Vollwertlehre auch keinen prinzipiellen Unterschied zwischen Weißem Zucker und Zuckerrübensirup. Die Verwendung von isolierten Fetten ist also in jedem Fall ein Zugeständnis. Das ist im Gegensatz zu den isolierten Kohlenhydraten vertretbar, weil Fette und Öle nicht säurebildend wirken, sondern weitgehend pH neutral sind.

Wirklich gesunde Fette im Sinne der Vollwertprinzipien finden sich letztendlich nur im Naturprodukt, das im Ganzen konsumiert wird. Die Milch als Fettquelle scheidet hier aus, weil sie ja das verschleimende tierische Eiweiß enthält. So bleiben als Quellen von wirklich vollwertig aufgenommenen Fett: Getreidekörner, Samen und Nüsse.

Vollwertkost und Rohkost

Die Vorteile einer hundertprozentigen Rohkost werden immer mehr Menschen bewusst. Gleichzeitig zeigt sich, dass bei vielen Rohkost-Anhängern von Fanatismus gesprochen werden muss, da ihre Rohkost-Ernährung auf Verdrängung und Kasteiung, nicht aber auf einer gründlichen Transformation beruht.

Einen konstruktiven Ansatz für das Verhältnis Vollwertkost und Rohkost bietet uns Dr. Johann Georg Schnitzer mit seinem Konzept

Schnitzer-Intensivkost –

Schnitzer-Normalkost [16]

Um das Grundprinzip dieses Konzeptes nicht nur den Schnitzer-Anhängern vorzubehalten, sondern allen Vollwert-Anhängern zugänglich zu machen, erlaube ich mir, es zu übertragen und zu sprechen von

„Vollwert-Intensivkost" –

„Vollwert-Normalkost".

Die Vollwert-Intensivkost ist roh und vegan. Sie bildet die eigentliche Heilernährung, die angezeigt ist, wenn die Zivilisationskrankheiten bereits zum Ausbruch gekommen sind. In diesem Fall wird eine abrupte Umstellung gefordert, weil die Verträglichkeit der Rohkost für den Anfänger durch Ausnahmen und Vermischungen gefährdet ist und weil ein sichtbarer und spürbarer rascher Umschwung im Krankheitsverlauf angestrebt wird.

Nach einem bis sechs Monaten der Vollwert-Intensivkost kann dann übergegangen werden zur Vollwert-Normalkost. Die Vollwert-Intensivkost kann aber auch als Dauer-Ernährung beibehalten oder angestrebt werden.

Die Vollwert-Normalkost bezieht Milchprodukte und gegarte Speisen sowie Vollkornbrot mit ein. Sie bietet eine gemäßigte Form der Gesundkost, die den Fanatismus der dogmatischen Rohkost umgeht, die aber bereits die schlimmsten Gesundheitsgefahren – Alkohol, Fleisch, Fisch und Ei und isolierte Kohlenhydrate – ausschließt.

Im Unterschied zu Bircher-Benner und Schnitzer verbannt eine Vollwert-Normalkost nach Waerland bereits die Eier, weil diese die natürliche Darmflora noch mehr schädigen als Fleisch und Fisch. Sie ist also lactovegetarisch.

Die Vollwert-Normalkost bildet die ideale Brücke zu einer dauerhaften hundertprozentigen Rohkost, weil sie es ermöglicht, sich die Rohkost in einem allmählichen Prozess zu erschließen. Die Rohkostform der Vollwert-Intensivkost unterscheidet von den häufigsten Rohkostformen, dass sie nicht so Früchte-lastig ist.

Sie bezieht das Getreide in Form des täglichen Frischkornbreis mit ein und bietet daher eine konzentrierte Nahrungsquelle, die die hundertprozentige Rohkost enorm erleichtert. Sie zieht heimische Gemüsesorten den exotischen Früchten vor. Diese Form der Rohkost ist nicht aufgezwungen, sondern entsteht in einem natürlichen Prozess aus der Vollwert-Normalkost. Es ist aber auch möglich, bei der Vollwert-Normalkost zu bleiben, weil sie bereits ein hohes Niveau der Entgiftung und Nährstoffversorgung bietet.

Ein gangbarer und sinnvoller Weg ist auch vollwert-vegan. Diese Kostform ist sowohl ethisch konsequent als auch gesundheitlich vertretbar. Sie ist aber sehr viel praktikabler als die vegane Rohkost. Fleisch- bzw. Käse-Ersatzprodukte, die häufig nicht in Rohkostqualität angeboten werden, können mit einbezogen werden. Für wen Brot, Gebäck und warme Mahlzeiten zur Ernährung dazugehören, ist vollwert-vegan das Optimale.

Zum eigenen Vollwertweg finden

„Die grundlegenden sechs Säulen der Vollwertkost" geben einen Handlungsleitfaden. Vegetarismus und Abstinenz sind wichtige Grundpfeiler der Vollwertkost.

Durch das Verständnis der Grundprinzipien der Vollwertkost ist die Freiheit gewonnen, selber zu experimentieren und sich seine eigene Ernährung zusammenzustellen. Durch das Festhalten an einer bestimmten Kostform wie der „Waerlandkost", der „Brukerkost" oder der „Schnitzerkost" wird versucht, auf dem schwierigen Gebiet der gesunden Ernährung eine Sicherheit zu finden. Man lehnt sich gerne an „anerkannte Experten" an, die man als Autoritäten akzeptiert. Im Endeffekt ist das aber immer eine Selbsttäuschung. Denn solange man nicht zu seiner *eigenen* Kostform findet, wird die neue Ernährung immer aufgesetzt bleiben. Jeder Mensch muss sich seine Ernährung an seine eigenen Bedürfnisse und an seine eigene Situation anpassen. Ohne ein Experimentieren und eine Weiterentwicklung werden wir in unserer Ernährungsreform niemals authentisch werden.

Nur in einem kreativen Umgang mit der Ernährung bleibt die Freude am Einkauf und am Zubereiten der Gerichte erhalten. Dieser ist aber nur möglich, wenn man sich von vorgegebenen Kostformen und Menüplänen löst und anstatt dessen die Prinzipien der Vollwertkost begreift und durchdringt. Die einzelnen Kostformen, die nach bestimmten Ernährungslehrern benannt sind, können nur bestehen, indem sie Details zu Dogmen erheben.

Aber in diesen Detailfragen gibt es kaum eindeutige Antworten.

- Muss Frischkornbrei unbedingt mit Zitronensaft und Äpfeln angemacht werden? Andere Quellen sagen für die Kombination von Getreide mit Fruchtsäuren eine alkoholische Gärung voraus.
- Bei Waerland darf Obst gekocht werden und Gemüse wird nur roh gegessen. Bei Bruker ist es umgekehrt. (sic!)
- Nach Waerland sind jede Salzbeigaben überflüssig. Bei Kulvinskas steht, dass Körnerspeisen Salz brauchen, um den hohen Kaliumphosphatgehalt auszugleichen. [17] (Das gleiche würde auch für Kartoffeln gelten.)
- Muss man von Margarine auf Butter umsteigen und dafür seine vegane Einstellung aufgeben?
- Sind Säfte Heilmittel oder Teil der Krankheitsentstehung?

Lassen wir uns in diesen Detailfragen nicht zum Narren halten. Wir suchen nach einem durch einen prominenten Namen autorisierten Dogma anstatt selber nachzudenken. Die Fähigkeit, bestehende Dogmen zu hinterfragen ist doch gerade der Lebensquell der Ernährungsreform. Behalten wir uns die Selbständigkeit, es selber auszuprobieren und unsere eigenen Erfahrungen zu machen. Hören wir auf, nach Personen benannte Dogmengebäude zu suchen oder zu kreieren. Solange wir nach „der reinen Lehre der Ernährung" suchen, werden wir einen Ernährungslehrer vorschnell verwerfen, wenn wir einen Fehler in seiner Lehre ausfindig gemacht haben. So berauben wir uns selber der weiterführenden Erkenntnisse, die wir bei ihm finden können. Aber ist es nicht viel wichtiger als in Detailfragen zu Dogmen zu gelangen, die großen Prinzipien der Natur zu erfassen? Deshalb: Lernen wir einfach von *allen* Vollwertlehrern und gehen „den Vollwertweg"!

Die RICHTIGEN Kohlenhydrate
– Die vegetarische Antwort auf Low Carb

Das Dilemma der Rohkost

Die meisten, die es einmal mit der Rohkost versucht haben, kennen das Problem: Der Mensch bedarf einer konzentrierten Nahrung. Die Rohkost bietet das Maximum des Ideals der Vollwerternährung, einer hohen Vitalstoffdichte. Neben dem ganzen Reichtum an Vitalstoffen gelangen hier jedoch die meisten Rohköstler an ihre Grenzen: Sie stoßen auf ihr elementares Bedürfnis nach sättigendem Brennwert. Nur sehr wenige Rohköstler können mit dem höchsten Ideal der Rohkost – einer Einschränkung auf wasserhaltige Früchte, evtl. kombiniert mit grünen Blättern – dauerhaft zufrieden sein. Diese Art von Ernährung bietet neben der Vitalstofffülle ein hohes Niveau der Reinigung von Abfallstoffen und „Schleim". Für viele ist die Früchte-Ernährung daher eine sinnvolle Kur, aber nur für sehr wenige eine stimmige Dauer-Ernährung. Die Empfehlung vieler Rohkost-Lehrer, für den konzentrierten Anteil der Ernährung auf Nüsse und Ölsamen zurückzugreifen, zeigt das Dilemma der üblichen Rohkost auf: Nüsse und Samen enthalten Enzym-Inhibitoren, die die Verdauung behindern und durch Keimen oder Erhitzen zerstört werden. Das Keimen jedoch macht die konzentrierte Nahrung zu wasserhaltigem Gemüse, während das Erhitzen den Bereich der Rohkost verlässt (Vitalstoffzerstörung, Schleimbildung…). Abgesehen davon wirken größere Mengen erhitzte Nüsse und Samen stark übersäuernd.

Das ist das Dilemma, weshalb viele vegetarische Rohköstler wieder auf erhitzte Stärke zurückgreifen, um sich konzentrierte Nahrung zuzuführen: Brot, Nudeln, Reis, Kartoffeln, gedünstetes stärkehaltiges Gemüse.

Michael Delias, langjähriger Rohköstler, hat sich in seinem Buch *Die Heilnahrung* auf sehr erhellende Weise mit dem Thema Stärke auseinandergesetzt:

„Wie halten es die Naturvölker heutzutage?

Ob die Hunzas mit ihrer erhitzten Hirse, ob die Indianer mit ihrem „Maisstampf", die Insulaner mit ihrer gekochten Yamswurzel, zumindest einmal am Tag gibt es eine Mahlzeit, die reich an Stärke ist und genügend Brennstoffe liefert, damit der Körper warm bleibt und seine Stoffwechselvorgänge, einschließlich der Nahrungsaufspaltung (Verdauung), ausführen kann. Genau dies stellt oftmals ein großes Problem für Rohköstler dar, die häufig zum Auskühlen und zur Antriebslosigkeit neigen." [18]

Das Dilemma des Vollwert-Vegetarismus

Die moderne Zivilisationsernährung, die durch Massentierhaltung und Ackerbau in riesigen Monokulturen ermöglicht wird, birgt zwei gesundheitliche Hauptnachteile:

- das Übermaß an tierischen Proteinen
- und das Übermaß an erhitzter Stärke

Der Vegetarier vermeidet die tierischen Proteine, verliert jedoch mit seinem Fleischverzicht eine probate Quelle konzentrierter Nahrung. So ist es nicht verwunderlich, dass der Konsum erhitzter Stärke bei vielen Vegetariern, die sich selber als gesundheitsbewusst einstufen würden, höher oder sogar sehr viel höher ist als beim Durchschnittskonsumenten. Der hohe glykämische Index der erhitzten Stärke (die schnelle Verfügbarkeit der Kohlenhydrate als Blutzucker) bewirkt eine hohe Insulinausschüttung, um den Blutzucker wieder abzubauen. Das Insulin schleust den Zucker in die Zellen ein, wo er nur zum Teil unmittelbar zu Energie umgewandelt wird. Zum anderen Teil wird er in Fett umgewandelt.

Daher ist die erhitzte Stärke der Hauptschuldige der heute verbreiteten Fettsucht, nicht das verteufelte Fett. Hier liegt die Wahrheit in der Atkins-Diät – einer Tierweiß-betonten Kostform – die viele Vegetarier verleugnen. Die Blutzuckerschaukel – die starken Blutzuckerschwankungen aufgrund eines hohen GI (Glykämischen Index) in der Nahrung – bewirken immer neu aufkommende Hungergefühle. Hierbei ist es wichtig zu wissen, dass der GI von Weizenvollkornbrot mit 72 um einiges höher liegt als der vom verteufelten Haushaltszucker mit

59 (Referenzwert für die Skala ist der GI von reinem Traubenzucker, der mit 100 angesetzt wird).

Der „Vollwert-Wahn" mit dem Irrtum, Vollkornbrot grundsätzlich als gesund einzustufen, trägt hier einiges zu dem vegetarischen Irrweg bei. Die meisten Vollwert-Vegetarier haben in ihrer Ernährung ein Übermaß an erhitzter Stärke, das ihre Gesundheit beeinträchtigt. Das führt kurzfristig zu Kopfschmerzen und Migräne, Erkältungen und Grippe; langfristig zu Übergewicht, Trägheit, Diabetes, Schwerhörigkeit, Osteoporose, Rheuma, Prostatabeschwerden, Unfruchtbarkeit, Darmkrebs usw..

– Ist es also Zeit, vom „Vollwert-Wahn" endlich Abschied zu nehmen? Nein, sondern es ist Zeit zu erkennen, dass es sich bei einer Ernährung mit einem zu hohem Anteil von zu sehr erhitzter Stärke nicht mehr um eine vollwertige Ernährung handeln kann, auch wenn sie viele Vollkornprodukte beinhaltet. Besonders kritisch ist hier der Weizen zu betrachten, weil er in seinen modernen Zuchtformen neben einer süchtigmachenden Form von Stärke noch das Gluten enthält, das nicht nur für Glutenallergiker gefährlich ist. Es stört die Verdauungsabläufe, indem es die Dünndarm-Blutschranke aufhebt, und es kann mit vielen weiteren Krankheiten in Verbindung gebracht werden neben den bei Glutenallergikern bekannten Erkrankungen des Verdauungstraktes. Hierbei ist es nahezu bedeutungslos, ob wir es mit Auszugs- oder Vollkorn-Weizen zu tun haben. [19]

„Vollkorn-" heißt nicht immer „Vollwert-"!

Es gilt also, sich weiterhin am Vollwert-Ideal zu orientieren, es dabei nur eben so konsequent anzuwenden, dass auch alte Dogmen infrage gestellt werden dürfen.

LCHF – der Ausweg?

Eine neue Welle schwappt wieder einmal von Amerika nach Europa. Diesmal geht es um „Low carb high fat" (LCHF). In dieser einfachen Formel steckt eine wichtige Wahrheit. Die einfache Botschaft: Das Fett wurde bisher zu Unrecht als Dickmacher und Krankmacher verurteilt.[20] Was geschah durch den Wahn der Magerprodukte? – Der Anteil der erhitzten Kohlenhydrate in der Ernährung wurde höher. Das führte genau zu dem, was man vermeiden wollte: zur fortschreitenden Verfettung der Gesellschaft.

Zwar hat Fett pro Gramm mehr Kalorien als jeder andere Nährstoff. Der Haken dabei ist nur: Kein Mensch misst auf Dauer sein Essen in Gramm ab. Eine solche Herangehensweise ist vollkommen lebensfremd. Entscheidend bei der Kalorienaufnahme sind Hunger und Appetit. Dabei kann man feststellen, dass Fette langfristig satt machen, während die erhitzten Kohlenhydrate durch die angesprochene Blutzuckerschaukel zu einem suchtartigen Verlangen nach ‚Mehr' führen. Die langfristigen Folgen sind Diabetes und viele andere Zivilisationskrankheiten. Bei „Low Carb" geht es nicht nur darum, auf den niedrigen GI zu achten wie bei der LOGI-Methode. Sondern es geht darum, die Kohlenhydrate allgemein zu reduzieren. Der LCHF-Weg beinhaltet jedoch die wichtige Erkenntnis, dass wir eine Gesamtkalorien-Zufuhr aufrechterhalten müssen. Die drei Makronährstoffe Kohlenhydrate, Fette und Eiweiße sind unsere Quellen von Brennwert. Wenn wir eine dieser Komponenten reduzieren, müssen wir eine andere erhöhen.

Der LCHF-Weg hat sich dazu entschieden, Kohlenhydrate grundsätzlich als Dickmacher zu verteufeln und die Kalorien der Kohlenhydrate durch Fette – hauptsächlich tierische Fette – zu ersetzen. Der tierische Eiweißanteil in der Ernährung bleibt unangetastet. Man geht davon aus, dass wir des tierischen Eiweißes lebensnotwendig bedürfen, da der Mensch entwicklungsgeschichtlich ein Jäger sei. Die Erfolge sind frappierend: Durch die Umstellung auf LCHF purzeln in kurzer Zeit die Pfunde, und mit ihnen fallen vielerlei Krankheiten und Beschwerden vom Menschen ab.

Die Anhänger fühlen sich dadurch in ihrem Menschenbild als „domestizierten Steinzeitjäger" bestätigt.

Das Dilemma der LCHF-Ernährung

Der blinde Fleck des LCHF-Ansatzes ist – wie sollte es anders sein – das Eiweiß. Die Gegenüberstellung von Kohlenhydraten und Fetten blendet vollkommen die Frage aus, ob pflanzliches oder tierisches Eiweiß günstiger sei, und wie hoch der Anteil des Eiweißes im Gesamtdreieck der drei Makronährstoffe anzusetzen sei.

Der Frankfurter Medizinprofessor Dr. Lothar Wendt erkennt bereits 1948 in seinen Forschungsergebnissen das Problem der „Eiweißspeicherkrankheiten" (siehe Seiten 38-41). Hiermit wurde die bis dahin in der Schulmedizin vertretene Auffassung widerlegt, überflüssiges Eiweiß werde grundsätzlich problemlos ausgeschieden. In Wahrheit kann es wesentliche Stoffwechselabläufe behindern und ist daher für viele Krankheiten verantwortlich. Problematisch ist hier nur das tierische Eiweiß, da es vom menschlichen Körper schwerer verstoffwechselbar ist. Die praktische Anwendung dieser Theorie durch eine tiereiweißfreie Kostform wird mit vielen Heilungsberichten aufgezeigt in den Büchern *Bluthochdruck heilen* und *Diabetes heilen* von Johann Georg Schnitzer [2 und 14], sowie *Arthrose – Der Weg zur Selbstheilung* von Eckhard K. Fisseler [6].

Die LCHF-Bewegung rüttelt nicht an dem heute üblichen Anteil tierischen Eiweißes in der Ernährung, der, durch die Massentierhaltung bedingt, den der Jäger-und-Sammler-Zeiten weit übersteigt. Im Gegenteil, sie betont seine Notwendigkeit. So wird für die vegetarische Variante von LCHF ein hoher

Eierkonsum empfohlen. Ohne dem würde es angeblich nicht gehen.

Hierin liegt nicht nur auf gesundheitlicher Ebene ein Schwachpunkt des LCHF-Gedankens. Wenn der Anteil tierischen Eiweißes in der Ernährung gleich bleibt und der Anteil der tierischen Fette erhöht wird, so haben wir eine Erhöhung des Gesamtanteils der tierischen Produkte. Das bedeutet noch mehr Massentierhaltung mit ihrer Ressourcenvergeudung, ihrer Gülleverpestung und ihrem unendlichen Tierleid. Die Auseinandersetzung mit diesen Fragen wehrt der angeblich so naturgemäße Ansatz von LCHF ab, indem die Erhöhung des Konsums tierischer Produkte verleugnet, die damit einhergehende Ressourcenverschwendung ins Reich der Märchen verbannt und die Ausbeutung der Tiere als natürliches Recht des Menschen betrachtet wird.

Als überzeugter „Low Carb-Neubekehrter" und als ebenso überzeugter Veganer war es mir seitdem ein Anliegen, den Low Carb-Vegan-Weg zu entwickeln. Ich stellte fest, es gibt tatsächlich bereits ein Low Carb-Vegan-Rezeptbuch [21]. Der hierin vertretene Ansatz ersetzt jedoch die verlorengegangenen Kalorien aus den Kohlenhydraten nicht durch Fette, sondern durch pflanzliches Eiweiß (Sojaprodukte, Süßlupinenprodukte, Seitan, Hülsenfrüchte...). Die pflanzlichen Fette können kaum in dem Maße konsumiert werden, dass sie das Bedürfnis nach konzentrierter Nahrung decken können. Der Konsum von fetthaltigen Nüssen und Samen ist aus o.g. Gründen eingeschränkt. Sich ständig nur an Avocados oder Oliven sattessen, kann keiner wirklich wollen. Und über alles Unmengen von Öl zu gießen, kann nicht die Lösung sein. So ist es logisch, dass der Low Carb-Vegan-Ansatz auf pflanzliches Eiweiß ausweicht. Mit Tofu und Weizeneiweißprodukten kann man sicher leckere Sachen zubereiten. Deren Gesundheitswert ist jedoch fragwürdig, und als ständige Quelle konzentrierter Nahrung können sie nicht wirklich befriedigen. Hülsenfrüchte wirken im Übermaß übersäuernd, außerdem sind auch sie eine Quelle von Stärke. Low Carb-Vegan scheint nicht zu funktionieren.

Ich habe versucht, mir mit den Gemüse-Empfehlungen von LCHF meinen eigenen Low Carb-Vegan-Weg zu entwickeln. LCHF empfiehlt, das Gemüse zu bevorzugen, das über der Erde wächst, weil es nicht so stärkehaltig ist und weil es einen niedrigen GI vorweist. Gegarte Auberginen oder Zuccinis mit Lauch und Pilzen können z.B. die Nudeln ersetzen und schmecken mit Tomatensoße zubereitet, mindestens genau so lecker. Im Buch *Köstliche Revolution* [19] ist von nordischen Inuits die Rede, die nach der Umstellung auf Low Carb fünf mal mehr Blumenkohl aßen als zuvor und damit große gesundheitliche Erfolge erzielten. An diesem Beispiel wird deutlich, dass der Gedanke „Kohlenhydrate machen grundsätzlich dick und krank" nicht ganz stimmen kann. Offenbar kommt es doch darauf an, welche Kohlenhydrate gegessen werden, nicht nur wie viele.

Ein weiteres Beispiel dafür, dass die „Kohlenhydrate-machen-dick-Theorie" zu kurz gegriffen ist, ist das Obst. Auch der Obstkonsum soll wegen den darin enthaltenen Zuckerstoffen reduziert werden, damit das Abnehmen funktioniert. Es ist jedoch so, dass unter den Rohköstlern gerade die am schlanksten sind, die sich auf süße Früchte spezialisieren. Nach der Low Carb-Theorie müssten sie am dicksten sein.

Das soll nicht heißen, dass die Low Carb-Theorie falsch sein muss. Sie ist nur unvollständig. Sie funktioniert nur in bezug auf die in mehrfacher Hinsicht entgleiste Stoffwechselsituation des durchschnittlichen modernen Wohlstandskonsumenten. Hier schafft sie erste Abhilfe. Aber sie vermag es nicht, ein vollständiges Bild von dem zu vermitteln, was naturgemäß wäre, und den Menschen zur vollständigen Harmonie zu führen.

Der Sündenfall des Menschen war die Abkehr vom Gartenbau (‚Paradies' kommt aus dem Persischen und bedeutet ‚Garten'). Der Irrweg von Ackerbau und Viehzucht wird von Low Carb nur unvollständig korrigiert. Die Abkehr von Getreide und Gemüsen, die unter der Erde wachsen, und die Hinwendung zu den Gemüsen, die über der Erde wachsen, kann als einen Schritt vom Ackerbau zum Gartenbau gedeutet werden. Die Viehzucht aber bleibt unangetastet. Hier ist Low Carb nicht zu ende gedacht. Es wird der zweite Schritt vor dem ersten gemacht.

Der Low Carb-Ansatz ist für den Veganer kaum umsetzbar. Weder pflanzliches Fett noch pflanzliches Eiweiß lassen sich vom Veganer als Haupt-Brennstoffquelle in der Ernährung dauerhaft ausbauen. Und das erlaubte „Low Carb-Gemüse" wird auf Dauer als labbrig empfunden. Mit der erhitzten Stärke der Naturvölker und der „Vollwert-Vegetarier", oder mit dem tierischen Fett der Low Carb-Anhänger kann es nicht mithalten.

Die allgemeingültige Ideal-Ernährung kann es wohl gar nicht geben. Die Frage ist aber zu stellen nach einem nächsten sinnvollen Schritt für den Vegetarier auf dem Vollwertweg, der die Schädlichkeit der erhitzten Stärke erkennt.

Die RICHTIGEN Kohlenhydrate

Die Ernährungslehren verteufeln abwechselnd die Fette, die Eiweiße und die Kohlenhydrate. Jeder dieser Ansätze muss sich zwangsläufig in ein Dilemma manövrieren, weil er eine Form der Abspaltung darstellt und sich damit von der Ganzheitlichkeit entfernt. Gerade der Vollwertgedanke führt zu dem Schluss, dass wir aller drei Makronährstoffe bedürfen – auch der Kohlenhydrate.

Alle Zellen außer jenen des Zentralnervensystems und die Erythrozyten, können Energie aus Fetten gewinnen. Glycerin und Fettsäuren werden bei diesem Vorgang getrennt in den Zellen abgebaut. Glycerin wird in Stoffwechsel der Kohlehydrate eingeschleust und mit diesen zusammen zu CO_2 und H_2O abgebaut. Kohlehydrate sind also für den vollständigen Fettabbau notwendig.

(...)

Wechselwirkung zu Eiweiß und Kohlenhydratstoffwechsel.

Es können im Organismus Glucose und manche Aminosäuren aus Fetten aufgebaut werden. Glucose ist unbedingt notwendig, damit Fette gespeichert und vollständig abgebaut werden können.

Werden Kohlenhydrate aus der Nahrung weggelassen, kommt es zu schweren Störungen des Fettstoffwechsels , was zum Beispiel bei einer einseitigen Abmagerungsdiät oder bei Erkrankungen durch Stoffwechselstörungen der Fall sein kann. [22]

Jeder der drei Makronährstoffe erfüllt eine wichtige Funktion und kann nicht durch einen anderen ersetzt werden. Die Frage der Anteile der Makronährstoffe im Gesamtdreieck kann nicht mit der Waage beantwortet werden. Wir bedürfen aller drei und müssen für die Gewichtung der einzelnen auf die Bedürfnisse unseres Körpers hören. Die entscheidende Frage, die es zu stellen gilt, bezieht sich also auf die Form, in der wir die Makro-Nährstoffe zu uns nehmen. Bei Eiweißen und Fetten sind die pflanzlichen gegenüber den tierischen eindeutig leichter zu verstoffwechseln. Sie bieten eine höhere Dichte an den Mikronährstoffen (Vitaminen, Mineralien und Enzymen). Sie führen nicht wie die tierischen zu den arteriosklerotischen Ablagerungen. Hier sind die tierischen Fette nicht so gefährlich, wie es die bisherige Mainstream-Ernährungslehre angenommen hat – das wird von LCHF richtig erkannt. Hier sind aber die tierischen Eiweiße sehr viel gefährlicher, als es die bisherige Mainstream-Ernährungslehre angenommen hat – eine Tatsache, die von LCHF einfach ignoriert wird.

Bei den Kohlenhydraten ist ein wichtiger Ansatz, um die Frage nach der gesundheitszuträglichen Form zu beantworten der glykämische Index (GI). Hier erkennt LCHF, das der GI von Gemüse über der Erde im Allgemeinen nicht so hoch liegt wie der von Gemüse unter der Erde. Leider widmet sich LCHF nicht einmal im Nebensatz der Möglichkeit des Rohverzehrs von Gemüse oder auch Getreide – einer der zahlreichen blinden Flecken dieser Lehre. Deshalb hier einmal die Gegenüberstellungen roh – gekocht bezüglich des GI von Wurzelgemüse:

Karotten roh: 30

Karotten gekocht: 85

Sellerie roh: 35

Sellerie gekocht: 85

Weiße Rübe roh: 30

Weiße Rübe gekocht: 85

Dass sich diese Beobachtung auch auf Getreide übertragen lässt, sei durch folgendes Beispiel erläutert:

Spaghetti, sehr kurz

gekocht (5 Minuten):   40

Spaghetti, al dente: 54

Spaghetti: 55 [23]

Der GI von Hafer oder Haferflocken, grob wird mit 40 angegeben, dagegen der von Porridge aus gekochtem Hafer mit 60 [24]. Der GI von einem Frischkornbrei liegt also signifikant niedriger als der von gekochtem Getreide und erst recht als der von Brot.

Rohe und erhitzte Stärke haben nicht nur einen unterschiedlichen GI, sondern es gibt entscheidende Unterschiede in der Verstoffwechselung. Erhitzte Stärke führt zu

Verschleimung, denn sie hat einen entscheidenden Nachteil: Sie ist nicht wasserlöslich.

Das Interessante am Stärkemolekül ist, daß es nicht in Wasser, Alkohol oder Äther lösbar ist. Als mir diese Tatsache zum ersten Mal bewußt wurde, erkannte ich sofort, warum Getreide und Kohlenhydrate, die ich in solchen Mengen verzehrt hatte, eine derartige verstopfende Wirkung auf die Leber hatte, daß sie davon hart wie ein Brett wurde. Außerdem hatte ich nun die Erklärung dafür, warum in der Gallenblase und in den Nieren Gries und Steine gebildet werden und warum sich das Blut in den Blutgefäßen und in den Kapillaren unnatürlich verklumpt und im ganzen Organismus Hämorrhoiden, Tumore, Krebs und andere Störungen bewirkt.

Eine sorgfältige Untersuchung enthüllte mir ferner, warum so viele Menschen, die gewohnheitsmäßig Weißbrot, Getreide und andere Mehlspeisen und Kohlenhydrate essen, Pickel und andere, ernste Hautunreinheiten haben.

Ich fand heraus, daß das Stärkemolekül – da es nicht wasserlöslich ist – als stabiles Molekül durch den Blut- und Lymphstrom wandert, ohne daß die Zellen, Gewebe und Drüsen des Körpers es nutzen könnten. [25]

Im Verzehr von rohem Wurzelgemüse erkennt Michael Delias eine wichtige Hilfe für den Rohköstler:

Wieso verschleimen Stärkeprodukte?

Nicht wegen der Stärke oder wegen den Polysachariden! Der Grund ist die Erhitzung der Stärke. Denn rohe Stärke verschleimt nicht, weil sie in Zucker abgebaut bzw. verdaut wird und dafür ist das Stärke aufspaltende Enzym Ptyalin zuständig, das mehr kann als viele Stärkegegner denken. Jedoch wird Ptyalin nur bei roher Stärke aktiv.

(...)

Erst kühlt der Körper bei einer monosachariden Rohkostform mit übermäßig vielen Früchten aus. Irgendwann bleiben auch für Kopf und Gehirn zuwenig Wärme bzw. Brennstoffe übrig. Mit der Gehirnleistung geht es dann rapide bergab. Gedächtnisschwund und Denklücken durch die zuckerbetonte Hybridfrüchte-Rohkost können langfristig die Folge sein. So wie Zähne durch zuviel Obst Löcher bekommen können, kann auch das Gehirn löchrig wie ein Schweizer Käse werden.

Viele Rohköstler, einschließlich die Waldthausen-Lebenskunde-Gruppe, hatten in der 80iger und 90iger Jahren dieses Entmineralisierungsproblem und retteten sich aus dieser Sackgasse, indem sie wieder anfingen, erhitzte Stärkeprodukte wie Kartoffeln, Reis oder Vollkornnudeln mit in den Speiseplan einzubauen. Sie hatten sich zwar vor der Entmineralisierung gerettet, jedoch eine verstärkte Verschleimung im Körper in Kauf nehmen müssen.

Die goldene Lösung für dieses Problem ergab sich, wie wir heute wissen, durch den Verzehr von lebendigen unerhitzten Stärkeprodukten wie Wurzel- und Knollengewächse. Man muss am Anfang etwas erfinderisch sein, um auf den Geschmack von

Wurzeln und Knollen zu kommen. Doch es lohnt sich, denn im Winter werden Sie immer warm bleiben, Bärenkräfte wie ein Gorilla haben und trotzdem wird ihre Nase frei bleiben. [18]

Eine weitere Quelle für rohe Stärke bildet neben dem Wurzelgemüse sicherlich der sogenannte Frischkornbrei, wobei rohes geschrotetes Getreide ohne Erhitzen mit Wasser angerührt wird. Der Ernährungsreformer Dr. Johann Georg Schnitzer setzt den Frischkornbrei innerhalb seiner *Schnitzer-Intensivkost* als Heilmittel ein, das heilungsfördernd bei den verschiedensten schweren Erkrankungen wirkt. 1985 unternahm er eine Lepra-Studie in Sri Lanka, bei der für den Frischkornbrei sogar roher Reis verwendet wurde.

Da Weizen in dem feuchten Klima nicht angebaut wird und wegen der hohen Luftfeuchtigkeit auch nicht lagerfähig wäre, wurde fürs Müsli ungeschälter Reis verwendet, der frisch geschrotet und über Nacht mit etwas Wasser eingeweicht wurde. [26]

Die Ernährung war rein pflanzlich, vollständig roh, zusammengesetzt aus den in Sri Lanka wachsenden Nahrungspflanzen [26].

Eine solche Studie wurde von den zuständigen Behörden und Organisationen weder beachtet noch gefördert. Doch Dr. Schnitzer konnte damit in kurzer Zeit große Erfolge erzielen. Lepröse Stellen verringerten sich und wurden kleiner. Offensichtlich hat rohe Stärke ganz andere Eigenschaften als erhitzte. Die schädlichen Wirkungen der Stärke –

Blutzuckerschaukel durch überhohen GI und Verschleimung beziehen sich auf erhitzte Stärke, nicht auf rohe. Rohe Stärke bleibt wasserlöslich und verstoffwechselbar.

Die rohe Stärke aus Wurzelgemüse und Getreide erweist sich als die entscheidende Hilfe für den Rohköstler, der der Entmineralisierung durch die süßen Früchte entgehen will und gleichzeitig einer Quelle für konzentrierten Brennwert bedarf. Ebenso stellt die rohe Stärke die Lösung für den Vegetarier dar, der die schädlichen Folgen der High Carb-Ernährung erkennt, aber nicht für sich die Lösung in fetten Fleisch und Eiern sieht, wie LCHF es darstellt. Der entscheidende Schritt ist nicht die Eliminierung möglichst jeglicher Kohlenhydrate aus der Ernährung, sondern die Reduzierung der erhitzten Stärke zugunsten eines höheren Rohkostanteils.

Es gibt durchaus Rohköstler, die den Hauptanteil ihrer Kalorienzufuhr aus rohen süßen Früchten beziehen und sich anscheinend dabei auch noch im Gleichgewicht befinden – sowohl seelisch als auch in Bezug auf ihre Mineralienzufuhr. Die sogenannten ‚Frutarier' bezeichnen die Glukose aus den Früchten als den idealen Treibstoff für den menschlichen Lebensmotor. Sie ergänzen nur mit Blattgemüse – und eventuell ein paar anderen Mineralienspendern wie z.B. rohen Staudensellerie oder sehr wenigen Nüssen. Diese kohlenhydratbetonte Ernährung folgt der Lehre ‚Eighty-Ten-Ten', die ein ideales Verhältnis der Makronährstoffe von 80 Prozent Kohlenhydraten (hauptsächlich in Form des in Früchten enthaltenen Zuckers) zu je 10 Prozent Fetten und Eiweißen propagiert, beschrieben in dem Buch Douglas N. Graham, *Die 80/10/10-High-Carb-Diät* [27].

Es ist in dem Buch sehr einleuchtend dargestellt, dass die Energieform, die am wenigsten Verdauungsenergie benötigt, den idealen Treibstoff für den Menschen darstellt: der Zucker aus rohen Früchten, die die Verdauungsenzyme für die Verdauung gleich mitliefern. Dieser Zucker im Verbund der ganzen Frucht genossen ist mit dem raffinierten Haushaltszucker keinesfalls zu vergleichen. Diese Ernährungsform ist daher eine Heilernährung auch für den Diabetiker. Nicht Obst, sondern eine Ernährung, die reich an Fetten – vor allem tierischen Fetten – ist, führt demnach zum Diabetes. Noch viele weitere Erkrankungen können durch die 80/10/10-Ernährungsweise günstig beeinflusst bzw. vorgebeugt werden.

Die 80/10/10-Ernährungsweise kristallisiert sich als die Quintessenz der Ernährungslehren heraus, als das Nonplusultra. Wichtig ist hierbei jedoch, sich dessen bewusst zu bleiben, dass der Ernährungsweg ein individueller Weg ist, der mit dem jeweiligen Entwicklungsstand des einzelnen Menschen harmonieren soll. Mangelerscheinungen, wie von Michael Delias bei den Rohköstlern der 90er Jahre beschrieben, sind Ausdruck für übergangene Mangelempfindungen – auch wenn die Ernährung objektiv betrachtet ideal sein mag. Es bleibt dem Menschen nicht erspart, zwischen Mangel und Vergiftung, zwischen persönlicher Konsequenz und sozialem Ausgleich seinen individuellen Weg und sein eigenes Gleichgewicht zu finden.

Auch sollte sich jeder seine eigene Meinung dazu bilden, inwieweit eine Ernährung, die auf süßen Früchten basiert, in Breiten naturgemäß ist, wo von Natur aus regionale süße Früchte nicht zu jeder Jahreszeit verfügbar sind.

Die vor allem auf rohem Gemüse und erhitzter Stärke basierende Waerland-Vollwertkost ist zum Beispiel von Are Waerland bewusst für die nordischen und gemäßigten Zonen entwickelt worden.

Eine wichtige Botschaft der 80/10/10-Lehre für alle Menschen kann jedoch sein, die süßen Früchte aus gesundheitlichen Überlegungen heraus keinesfalls einzuschränken, sondern ihren Anteil wo irgend möglich zu erhöhen.

Vegane Landwirtschaft

Das hier vertretene Ideal ist eine Gartenbau-Ernährung, die die Viehzucht komplett ausschließt (vegan), aber Wurzelgemüse und Getreide mit einschließt. Wir gelangen also vom Rüben-, Sellerie- und Möhren*acker* zum Rüben-, Sellerie- und Möhren*beet*! Wir gelangen vom Getreide*acker* zum Getreide*beet*!

Das Schlüsselkriterium für die Unterscheidung von Acker und Beet ist das gesunde Bodenleben. Die Verfechter der Viehwirtschaft behaupten, ohne die Exkremente des Viehs würde kein Stickstoff in den Boden gelangen. Stickstoff ist die Grundlage für pflanzliches Eiweiß und somit für die Entstehung allen tierischen und menschlichen Lebens. Durch den Stickstoff aus den Tier-Exkrementen kann wiederum pflanzliches Tierfutter entstehen. Ein veganer Ackerbau sei nicht möglich, da hierbei dieser Stickstoff-Kreislauf nicht gegeben sei. In dieser richtigen Erkenntnis liegt der Schlüssel zum wesentlichen Kriterium, das den Gartenbau vom Ackerbau unterscheidet. Das entscheidende Kriterium für den Gartenbau ist nicht, ob das Gemüse über der Erde wächst oder ob bei seiner Ernte das Leben der Pflanze erhalten bleibt. Es ist wahr, Ackerbau und Viehzucht bedingen einander und bewegen sich auf einer Ebene – der Ebene, die den Menschen in die Krankheiten führt. Ein veganer Ackerbau ist in der Tat nicht möglich, eine vegane Landwirtschaft aber sehr wohl, nämlich in Form des Gartenbaus.

Das entscheidende Kriterium für den Gartenbau ist das gesunde Bodenleben, gebildet durch Myriaden von Mikroorganismen und Kleinlebewesen. Ein Beet bringt in einem Jahr ohne Düngung und Saat ein wucherndes Grün hervor. Ein

Acker, der auf den äußeren Kreislauf angewiesen ist, wird in einem Jahr ohne Düngung und Saat zur Wüste oder bestenfalls zu einer kargen Steppe.

Das gesunde Bodenleben in der Erde bindet den Stickstoff direkt aus der Luft in ausreichender Menge. Hierfür bedarf es der kleinen Anbauflächen mit häufigem Fruchtwechsel und eventuellen Ruheperioden, sowie der schonenden Bodenlockerung, ohne den Pflug. Als Düngung werden allenfalls mineralische Düngemittel und kompostierte Pflanzenabfälle eingesetzt. In dieser veganen Form der Landwirtschaft können nicht nur Früchte und Gemüse über der Erde erzeugt werden, sondern auch Wurzelgemüse und Getreide. Dennoch handelt es sich nicht mehr um Ackerbau, sondern um Gartenbau. Denn diese Form der Landwirtschaft hat sich vom äußeren Stickstoff-Kreislauf gelöst. Das ist der Weg, der zurück zum Paradies der Gesundheit führt:

gesunder Boden – gesunde Pflanzen – gesunder Mensch.

Praktische Umsetzung

Auch mit dem Wissen um die gesunde Quelle konzentrierter Nahrung in der rohen Stärke aus Wurzelgemüse und Getreide ist es sicher nicht jedem möglich, von heute auf morgen zum Rohköstler zu werden.

Ist die Stärke allzu konzentriert, wie z.B. in rohen Kartoffeln, kann sie roh nur sehr begrenzt aufgenommen werden.

Bei Stärkeprodukten mit einem mittleren bis hohen Stärkegehalt wie Kartoffeln (32% Stärkegehalt) fällt es uns nicht mehr so leicht, sie im rohen Zustand zu verzehren, weil sie uns weniger gut schmecken. (...)

Die Süßkartoffel lässt sich einfacher verdauen, weil sie mehr Zucker und weniger Stärke als die normale Kartoffel enthält. Die Süßkartoffel mit 15 bis 26% und die Pastinake mit 18% Stärkegehalt sind für eine gesunde Stärkeverdauung schon die Obergrenze. (...)

Alle anderen stärkehaltigen Nahrungsmittel wie Sellerieknolle, Karotte, Rote Bete, Petersilien, Schwarz- und Löwenzahnwurzel etc. bereiten bei der Stärkeaufspaltung überhaupt keine Probleme, weil ihr Stärkegehalt weit unter zehn Prozent liegt. [18]

Einen genialen Kompromissweg bietet hier Are Waerland mit seiner „Rohkost-Mahlzeit". Gekochte Kartoffeln in der Schale werden mit rohem Gemüse kombiniert. Möhren, Sellerie, Blumenkohl, Grünkohl – all das wird roh gegessen. Der sehr hohe GI der gekochten Kartoffeln und der sehr niedrige GI des rohen Gemüses mildern einander ab. Eine schmackhafte Mahlzeit, die den Zugang zum rohen Gemüse erleichtert. Die durch die

Waerland-Ernährung geförderte Gärungs-Darmflora (siehe Kapitel *Das Fäulnis-Darmmilieu*) hilft bei der Aufschließung der rohen Stärke.

Bleibt bei der Waerland-Ernährung der Getreideanteil gering bzw. wird er zunehmend durch Frischkornbrei abgedeckt, so sind die Folgen der erhitzten Stärke gemindert. Auch der Stärke-Anteil des Getreides ist sehr hoch und für den Rohverzehr sicherlich grenzwertig. Einen Kompromissweg bietet hier auch die von Waerland entwickelte *Kruska*, ein Getreidebrei aus frischem Schrot, der nur kurz in Wasser gekocht wird und dann über Stunden in der „Kochkiste", einem isolierenden Behältnis, quellen soll. Dabei sinken naturgemäß die Temperaturen immer weiter ab, so dass die Hitzeeinwirkung von über 100 Grad nur kurz währt. Eine allmähliche Annäherung an den Frischkornbrei kann hier darin bestehen, die eigentliche Kochzeit immer kürzer zu halten. Das Quellen kann übrigens auch in einem verschlossenen Schnellkochtopf geschehen, den man einfach auf der ausgeschalteten Herdplatte stehen lässt.

Obwohl die Enzym-Inhibitoren bei rohem Getreide nicht in der gleichen Weise verdauungshemmend wirken wie bei Nüssen oder Hülsenfrüchten, so hilft doch das kurze Erhitzen, die Getreidespeise wesentlich bekömmlicher zu machen.

Erfahrungsgemäß wirkt ein solches selbst zubereitetes Getreidegericht nicht in der gleichen Weise belastend, Sucht- und Beschwerden-erzeugend wie Brot, Nudeln oder Reis. Sondern es gibt Energie, sättigt langanhaltend und fördert die Verdauung. Weder auf Gemüse noch auf Getreide bezogen soll also die erhitzte Stärke grundsätzlich verteufelt werden. Es geht um einen Weg der allmählichen Verfeinerung, der die erhitzte Stärke reduziert bzw. nach bekömmlichen Formen sucht, sie zu konsumieren und der den Weizen durch andere Körnersorten ersetzt.

So haben wir die Grundlage für einen prozesshaften Vollwert-Ernährungsweg, der allmählich den Anteil an veganer Rohkost erhöht. Der Weckruf Helmut Wandmaker der 90er Jahre

Willst Du gesund sein? Vergiß den Kochtopf! [28]

hat vielen Menschen geholfen, sich aus alten Ernährungs-mustern zu lösen, konnte jedoch weder den Weg weisen zu einer ausgeglichenen Dauer-Ernährung, noch zu einem konstruktiven Umstellungsprozess. Im Gegenteil, der Gedanke einer allmählichen Umstellung wurde von Helmut Wandmaker immer radikal verworfen. Wenn man aber seinem Rohkost-Ernährungsdogma bereits dadurch untreu wird, indem man eine Tasse Tee oder Gemüsebrühe trinkt, kommt die Frage auf:

„Stimmt etwas nicht mit mir, oder stimmt etwas nicht mit meinem Ernährungsdogma?"

Diejenigen, die bereit waren, das Problem ohne Fanatismus und Dogmatismus zu betrachten, gelangten zu der Antwort, dass das Bedürfnis nach einer Tasse Tee oder Gemüsebrühe nicht das Problem sein konnte. Die entscheidenden Probleme der meisten Menschen, auch in gesundheitlicher Hinsicht, liegen ganz sicher auf anderen Ebenen.

Lässt man jedoch das für die meisten lebensfremde Ideal der dogmatischen veganen Rohkost fallen, entsteht erneut die Frage:

-   Woran soll man sich orientieren?

Mit „Der Vollwertweg" wurde versucht, Anhaltspunkte zu geben:

- Abkehr von dem zwanghaften Anspruch eine vermeintlich ideale Ernährungsform zu finden und sie unverzüglich in seinem Leben umsetzen zu wollen,
- Hinwendung zum Prozessgedanken in der Ernährung, in dem Sinne, dass unsere Ernährung sich weiterentwickelt, so wie wir selbst uns weiterentwickeln.

- Abkehr von Ackerbau und Viehzucht, von Monokulturen und Massentierhaltung,
- Hinwendung zum Gartenbau, im Sinne von pflanzlichen Produkten, die zu ihrer Erzeugung keiner tierischen Düngung bedürfen.

- Abkehr von Suchtstoffen wie tierischen Eiweißen, Alkohol, Zucker, Weizenprodukten und zuviel erhitzter verschleimender Stärke,
- Hinwendung zu vollwertiger Pflanzenkost mit einem allmählich höher werdenden Roh-Anteil.

Das sind die Grundgedanken für einen Prozess der lebenslangen Weiterentwicklung auf dem Vollwertweg.

Bibliographie

[1] Dr. M.O.Bruker, *Allergien müssen nicht sein*,
emu Verlag, Lahnstein, 1989, 5. Auflage 1995, Sn. 199-200

[2] Dr. Johann Georg Schnitzer, *Bluthochdruck heilen*,
Schnitzer Verlag, Friedrichshafen, 1986-2000-2005

[3] Koerber, Männle, Leitzmann, *Vollwert-Ernährung*,
Haug Fachbuchverlag, Stuttgart, 1981

[4] Dr. Max Bircher-Benner, *Ordnungsgesetze des Lebens*,
Bircher-Benner-Verlag, Bad Homburg, 1937/2003, Sn. 22,23

[5] P.Jentschura/J.Lohkämper, *Gesundheit durch Entschlackung*,
Verlag Peter Jentschura, Münster, 5. Auflage, 2000, Seite 88 (ff.)

[6] Eckhard K. Fisseler, *Arthrose, Der Weg zur Selbstheilung*,
Nietsch Verlag, Freiburg, 12. überarbeitete Neuauflage 2012

[7] bereits beschrieben bei Are Waerland, *Nie mehr Rheuma*,
Humata Verlag, Bern, ohne Jahr

[8] sowie die Heilungsgeschichte des Zahnarztes Rudolf Jansa in
Are Waerland, *Der Weg zu einer neuen Menschheit*,
Humata Verlag, Bern, ohne Jahr, Sn. 30 – 38

[9] www.zentrum-der-gesundheit.de („Wargovich, Baer 1989; Co et al.,
2004; Schünemann 2005; Fleet 2006")

[10] Are Waerland, *Übersäuerung als Grundursache der Krankheiten*,
Humata Verlag, Bern, ohne Jahr

[11] Broschüre *Warum ich weder Fleisch, Fisch noch Ei esse*,
Humata Verlag, Bern, ohne Jahr

[12] Are Waerland, *Der Schlüssel zur Gesundheit liegt im Darm*,
Humata Verlag, Bern, ohne Jahr

[13] Norbert Messing, *Der Eiweiß-Mythos*, in *„Natur und Heilen"* 1/2004
(Nachdruck, Arthrose-Selbsthilfe, Felsberg, 02/2004)

[14] Dr. Johann Georg Schnitzer, *Diabetes heilen*,
Schnitzer Verlag, Friedrichshafen, 1980-2001-2005-2009

[15] Christian Opitz, *Ernährung für Mensch und Erde*,
Nietsch Verlag, Freiburg, 1995

[16] Dr. Johann Georg Schnitzer, *Schnitzer-Intensivkost / -Normalkost*,
Schnitzer Verlag, Friedrichshafen, 2004-2007-2011

[17] V. Kulvinskas, *Leben und Überleben – Kursbuch ins 21. Jahrhundert*,
Hirthammer Verlag, München, 7. Auflage, 1995, S. 64

[18] Michael Delias,
Die Heilnahrung – Das Große Arbeitsbuch der Rohkost Band 4",
Die Wurzel-Verlag, Röthenbach-Haimendorf, 2011, S. 37-42

[19] Dr.med.W. Davis, *Weizenwampe – Warum Weizen dick und krank macht*,
Goldmann, München, 2013

[20] Dr.med. Andreas Eenfeldt, *Köstliche Revolution*,
Ennsthaler Verlag Steyr, 2013

[21] Franca Mangiameli / Heike Lemberger, *Low-Carb vegan*,
systemed, Lünen, 2013

[22] www.ironsport.de

[23] www.jumk/glyx

[24] www.montignac.com/de/suche-nach-dem-gi-eines-nahrungsmittels/

[25] Dr. Norman W. Walker, *Auch Sie können wieder jünger werden*,
Goldmann, München, 11. Auflage, Sn. 44-45

[26] www.dr-schnitzer.de/lepra-heilen.html

[27] Douglas N. Graham, *Die 80/10/10-High-Carb-Diät"*, 1. Deutsche Ausgabe 2015, Übersetzung aus dem Englischen: Julia Augustin, 2015, Narayana Verlag GmbH

[28] Helmut Wandmaker, *Willst Du gesund sein? Vergiß den Kochtopf!*,
Waldthausen Verlag, Ritterhude, 6. Auflage, 1991

vom Autor erschienen

- *Die stille Revolution* – Gedichte,
  Eigenverlag, 1994

- *gesund sein bis ins hohe Alter* – Sachbuch,
  Ulmer Verlag, Tuningen, 1999

- *Roh macht froh!* – Sachbuch,
  Mauer Verlag, Rottenburg, 2007

- *Lebensreform heute* – Sachbuch,
  Books on Demand, Norderstedt, 2009

- *Kreislauf des Lebens* – Gedichte,
  Books on Demand, Norderstedt, 2009

- *Karol, der Weißmagier* – Esoterischer Roman,
  Books on Demand, Norderstedt, 2010 / erweiterte Auflage 2013

- *Christus wiederentdecken* – Weltanschauliche Gedanken,
  Books on Demand, Norderstedt, 2014,
  enthält:
    - *Christentum und Erleuchtung* (2009)
    - *Seva, Bhakti und Ahimsa* (2011)
    - *Nachfolge mit Herz und Kopf* (2012)
    - *Jahwes Ebenbild* (2013)

- *Christliches Yoga, Irrweg oder Chance?*
  – Weltanschauliche Gedanken,
  Books on Demand, Norderstedt, 2017